現場ですぐ効く！

医療ビジネス文書実例集

鈴木イチ　田口裕子
粟谷佳世　藤原典子　| 共著

経営書院

はじめに

　本書は、医療機関に勤める新人スタッフからベテランスタッフまで幅広く、すぐに使っていただけるマニュアル本です。
　ビジネス文書は、以前から一定のルールに基づいた書式があり、相手に目的を簡潔で的確に伝える手段として使われてきました。医療機関は、管財課（用度課）や施設課のように「物」を扱う部署だけではありません。これらの部署は、市販されているビジネス文書のマニュアル部分を参考にしながら作成できますし、相手にも非常識であると思われるような文章をつくらずに済みます。
　しかし、医事課や総務課、地域連携室などの部署においては市販されているビジネス文書の文例集やインターネットの文例を参考にしてつくろうとしても、ほとんどが一般企業向けの文書で参考にならず、秘かに悩んでいらっしゃる方も少なくないと思います。
　医療機関では、宛名の「御机下」「御侍史」、結語の「○○拝」などが日常的に使用されています。中でも封筒の表書きの「御侍史」の乱発（？）を見ると、医療機関のスタッフは「ビジネス文書のルールやマナーを本当に理解して使用しているのかしら？」と疑問を持つこともあります。何の文書でも「御机下」より「御侍史」のほうが相手に対して無難であると思っているからでしょうか。こういったことを少しでも解決したく、ぜひとも医療機関のスタッフとしてのルールやマナーとして知っておいてほしいものです。
　また、文書に代わってメールが頻繁に使用されるようになり、携帯のメール感覚で送受信している場面も見受けられますが、ある程度のビジネスルールやマナーに添った文書で送りたいものです。ファクスもしかりです。

個人情報保護法が施行されてから、担当者（自分）のミスが、病院のミスになるような事態も起こりかねません。ぜひ、本書をご参考に作成していただきたいと思います。

　それから、文書にも患者さまの身体だけでなく、こ̇こ̇ろ̇を思いやる気配りが必要だと思います。私たちがいつも心がけなければならないこととして、患者さま宛の文書は「ひらがなを多くして優しさと気くばりが伝わるような文書」にすることです。請求書や督促状であっても一言添えるなどして、こ̇こ̇ろ̇を込めてお送りしてください。

　本書は、医療機関に勤める4人の事務職員と『医事業務』編集部の皆さんで実際に使用している文書のサンプルを持ち寄り、分かりやすい文章で作成しました。

　各医療機関にとって他院や他部署とのコミュニケーション能力を高めるためのバイブルとして、ぜひ、手元に置いて必要な時に取り出してご活用ください。

目　次

第1章　医療現場で求められるビジネス文書の基本

1　ビジネス文書の役割・目的・種類……………………………10
2　ビジネス文書の構造と基本書式………………………………12
3　基本ルール………………………………………………………14
　①前付………………………………………………………………14
　②本文………………………………………………………………15
　③付記（別記）・追記……………………………………………15
　④頭語と結語………………………………………………………16
　⑤時候のあいさつ…………………………………………………17
　⑥主文と末語（末文）……………………………………………20
　⑦敬語の使い方……………………………………………………21
4　ビジネス文書の作成手順………………………………………25
5　良い文書とは？…………………………………………………26

第2章　実際の医療現場におけるビジネス文書実例

1　お詫び状…………………………………………………………30
　見本書式①　誤解を招く内容通知………………………………31
　見本書式②　職員の不適切な応対………………………………32
　見本書式③　職員のミス…………………………………………33
　見本書式④　遅滞による謝罪……………………………………34
2　お歳暮など贈答品に関する手紙を作成する…………………35
　見本書式①　お中元の送り状……………………………………36
　見本書式②　お歳暮の送り状……………………………………37
　見本書式③　贈り物を受け取ったお礼…………………………38
3　依頼状……………………………………………………………39

見本書式①　見学実習のお願い……………………………40
　　　　別紙　　承諾書……………………………………………41
　　見本書式②　出向研修受け入れのお願い…………………42
　　見本書式③　非常勤医師の委嘱嘆願書……………………43
4　開院、開設のあいさつ状を作成する……………………………44
　　見本書式①　クリニック開業のお知らせ…………………45
　　見本書式②　専門外来開設のお知らせ……………………46
5　院内文書の作成……………………………………………………47
　　見本書式①　休業承認通知書………………………………48
　　見本書式②　源泉徴収票送付の案内………………………49
　　見本書式③　インフルエンザ………………………………50
　　見本書式④　感染性廃棄物…………………………………51
　　見本書式⑤　紹介患者受入の変更…………………………52
6　お礼状………………………………………………………………53
　　見本書式　　見学をした医療機関へのお礼………………54
7　季節の見舞い状を作成する………………………………………55
　　見本書式①　暑中見舞………………………………………56
　　見本書式②　残暑見舞………………………………………57
8　通知状を作成する…………………………………………………58
　　見本書式①　診療受付時間の変更…………………………59
　　見本書式②　連絡先の変更…………………………………60
　　見本書式③　画像情報提供方法の変更……………………61
　　見本書式④　診療科名称の変更……………………………62
　　見本書式⑤　診療体制の変更………………………………63
　　見本書式⑥　外来診察の中止………………………………64
　　見本書式⑦　休診のお知らせ………………………………65
　　見本書式⑧　年末年始の休み………………………………66

9	案内状を作成する………………………………………………67

 見本書式　研究会・勉強会………………………………68

10	送付案内状を作成する…………………………………………69

 見本書式①　広報誌の送付…………………………………70
 見本書式②　外来診療スケジュールの送付………………71
 見本書式③　FAXの送付 ……………………………………72
 見本書式④　書類の送付……………………………………73

11	封書の書き方……………………………………………………74

 見本書式　医療機関宛ての封書……………………………76

12	保険証の確認に関する文書……………………………………77

 見本書式①　お願い－1………………………………………77
 見本書式②　お願い－2………………………………………77
 見本書式③　保険証をお忘れになった方へ………………78
 見本書式④　保険証写しに関する同意書…………………79

13	お知らせ文書……………………………………………………80

 見本書式①　入院中の患者宛て、入院費用のお知らせ文書……80
 見本書式②　お知らせメモ…………………………………81
 見本書式③　180日超え入院に係る保険外併用療養費の
 　　　　　　お知らせの文書………………………………82
 見本書式④　救急外来の受診案内…………………………83

14	医療費請求に関する文書………………………………………84

 見本書式①　振込支払いのお願い…………………………84
 見本書式②　入院費のお支払いのお願い…………………85
 見本書式③　領収書送付の文書……………………………86
 見本書式④　診療費の督促状………………………………87

15	交通事故関連等の文書…………………………………………88

 見本書式①　請求書…………………………………………88

見本書式② 患者医療費直接請求申込書兼支払確認書…………89
　　見本書式③ 自動車損害賠償責任保険療養患者記録簿………90
　　見本書式④ 第三者行為患者保険使用確認書………………91
16　警察署等宛て文書………………………………………92
　　見本書式① 見積書………………………………………92
　　見本書式② 請求書………………………………………93
17　診療録開示に関する文書………………………………94
　　見本書式① 診療録開示（本人用）………………………94
　　見本書式② 診療録等開示申請書（本人以外用）………95
18　申込書に関する文書……………………………………96
　　① 入院申込書……………………………………………97
　　見本書式 入院申込書……………………………………98
　　② 特別室入室希望申込書………………………………99
　　見本書式 特別室入室希望申込書………………………100
　　③ 各種証明書等申込用紙………………………………101
　　見本書式 各種証明書申込用紙…………………………102
　　④ 診療申込書（英文）……………………………………103
　　見本書式 英文の診療申込書……………………………103
19　他の医療機関への受診…………………………………104
　　見本書式 他院受診………………………………………105
20　地域連携に関する文書…………………………………106
　　① 患者来院報告…………………………………………106
　　見本書式① 来院報告－1…………………………………107
　　見本書式② 来院報告－2…………………………………108
　　見本書式③ 来院報告－3…………………………………109
　　② 連携願い………………………………………………110
　　見本書式 連携願い………………………………………111

21　その他の文書 …………………………………………112
　　①　貸し借り ………………………………………112
　　見本書式①　貸し借り－1 ………………………113
　　見本書式②　貸し借り－2 ………………………114
　　見本書式③　貸し借り－3 ………………………115
　　②　個人情報保護 …………………………………116
　　見本書式　個人情報保護にかかわる承諾書 …116
　　③　患者へのお願いメモ …………………………117
　　見本書式　避難用履物について ………………117
　　④　生活保護 ………………………………………118
　　見本書式　急迫保護記録 ………………………118

第3章　電子メールの基本知識とマナー

1　ビジネスメールの構成 ………………………………120
2　レイアウトの工夫とポイント ………………………121
3　ビジネスメールのメリットとデメリット …………121
4　ビジネスメールの機能 ………………………………122
5　返信 ……………………………………………………123
6　転送 ……………………………………………………123
7　添付ファイル …………………………………………124

付章　ビジネス文書用語解説

ビジネス文書　用語解説 …………………………………126

第1章

医療現場で求められる
ビジネス文書の基本

1　ビジネス文書の役割・目的・種類

　ビジネス文書の役割・目的とは、業務上の必要な情報を第三者に効率よく正確に伝えることです。そして、伝える手段として長年培われてきた書式やルールがあります。また、文書の特長として記録、保存が容易であるという点では、情報がいつでも再利用できますし、証拠能力があり公的な資料としても活用されます。ビジネス文書を正しくつくることは、相手との信頼関係を保つうえで重要な能力のひとつです。

ビジネス文書の役割・目的

Point①　「業務上の必要な情報を第三者に正確に伝える」
　電話などで音声のみのやり取りをした場合、聞き違い、メモの書き間違い、意味の取り違い、記憶の違いなど、相手とトラブルが生じることがあります。これらは、内容を書面にして授受すると、大部分は防ぐことができます。

Point②　「記録・保存が容易にできる」
　後になって、「言った、言わない」などということにならないためにも、文書化して双方で保存しておくことは重要です。また、その情報をいつでも再利用できますし、証拠能力のある公的資料にもなります。

Point③　「重要性を相手に伝えることができる」
　文書作成には手間がかかりますが、相手に理解してもらい、受諾してもらうことも役割のひとつです。また、内容の重大性を訴える

ことができます。電話と違い、相手との信頼関係を保つうえでも、文書での情報伝達は重要です。

ビジネス文書の種類

　医療現場におけるビジネス文書は、取引先や顧客など外部の人宛てにつくる「院外文書」と院内の上司や他部署等宛てにつくる「院内文書」とに大別されます。

　また、院外宛文書は、ビジネスを効率よく進めるために欠かせない実務的な内容の「業務文書」と冠婚葬祭などでよく使われる「社交文書」に分けられます。

　ビジネス文書は文書の種類や読み手が誰なのかによって、その目的ごとに作成方法も異なります。きちんとした書式でなければ相手に失礼となるので、守るべきルールや注意事項をしっかり理解したうえで、宛て先に適した文書を書くようにしましょう。

院内・外で取り扱うビジネス文書

院内で使用する場合		院内での報・連・相などに使用する文書で、日常のお知らせから院内調整や人事管理など、さまざまな種類があります
院外で使用する場合	業務文書	院外の業者と取引や交渉などで使用する または患者への督促状や詫び状なども含まれる
	社交文書	社交・儀礼で使用する 冠婚葬祭など、あいさつ状や招待状といった一般的な書式

Point①　社交文書は社交儀礼を目的とした文書のため、丁寧さや心配りが必要とされます。特に儀礼を重んじる場合は縦書きにします（院長交代のお知らせ、病院移転のお知らせなど）。

Point②　業務文書はビジネス上の実務的な連絡を目的とする文書で、正確さと分かりやすさに重点を置いて作成します。

2　ビジネス文書の構造と基本書式

　ビジネス文書には広く使われている標準のフォーマットがあります。医療機関においても相手に必要な情報を過不足なく送るという点では同じと言えます。フォーマットの構成と基本を十分に理解して活用してください。

Point①　書体は明朝体が基本です。ゴシック体は強調感がありますので、ポイント的に使用するだけに留めましょう。
Point②　一般的な業務文書は横書きですが、社交文書は縦書きです。この場合は、礼儀にかなった伝統的な形式で作成してください。
Point③　Ａ４サイズ用紙１枚に収めるのが基本スタイルです。
Point④　「前付」「本文」「付記」が基本書式です。

＜文書の構造＞
前付＝文書番号・発信年月日・宛名・発信者名
本文＝件名・前文（頭語／あいさつ文）・主文・末文・結語・別記（記書き）
付記＝副文・最終結語

　これらは、ビジネス文書ならではの基本事項であり、相手が用件をきちんと理解できるために、分かりやすく表現するうえでの重要な形式です。また、できるだけ、Ａ４サイズの用紙１枚に用件をまとめるのが基本スタイルですが、用件がたくさんある場合には相手の立場に立って複数枚作成します。

第1章　医療現場で求められるビジネス文書の基本

＜サンプル＞

文書番号　　○○○	前付
発信年月日　平成23年9月○日	
宛名　○○○○　医療福祉専門学校	
学校長　○○○○様	
発信者名 産労総合病院	
院長　　○○○○	

　　　　　　　件名　実習生受け入れご承諾の件

前文　拝啓　時下ますますご清栄のこととお喜び申し上げます。平素は格別のご厚情を賜り厚く御礼申し上げます。
主文　さて、この度、ご依頼の貴校実習生受け入れの件、下記のとおり承諾いたしました。
末文　まずはご連絡まで。
　　　　　　　　　　　　　　　　　　　　　　結語　敬具

別記（記書き）　　　　　　　　　記
期　　間：　9月12日（月）〜　10月7日（金）
人　　員：　4名
実習内容：　別紙のとおり

副文　なお、ご不明な点がございましたら、医事課係長　○○（電話番号・内線番号）まで、ご連絡をお願いいたします。
　　　　　　　　　　　　　　　　　　　　　最終結語　以上

（本文／付記）

3　基本ルール

① 前付

前付は、発信番号、発信年月日、受信者名、発信者名の部分です。
・**文 書 番 号**：発信元の管理のために付番します。
・**発信年月日**：文書を発信した日付、西暦・和暦ともに使われています。文書番号の下に右寄せで記入し、アラビア数字を使います。
・**宛名**（受信者名）：受信者名は、医療機関名、部署名、役職名、氏名、敬称の順に書きます。

Point①　「産労総合病院　〇〇科部長　産労太郎　様」という順で書きます。
Point②　医療機関名等は正式名称で書きます。「社会福祉法人　産労総合病院」を「社福　産労総合病院」などと略すのは失礼です。
Point③　部署名や役職名は、長くても相手の名刺どおりにすべて記載します。間違えやすいのは役職名の位置です。次のように氏名の前に置くのが正しい書き方です。

　　　　×　→　事務部医事課　産労太郎課長様
　　　　〇　→　事務部　医事課　課長　産労太郎様

Point④　字体はそのまま使用します。
　<u>略字や代替文字は絶対に使用しないようにしましょう。</u>
　「髙橋」を「高橋」、「濱田」を「浜田」などと変えるのはとても失礼です。

【敬称の種類】
　個人宛は「様」を使うのが一般的ですが、「殿」を使う場合もあります。特に医療機関で多いのは病院やクリニックなどに送る場合です。このような時には「○○病院御中」と書きます。また、送付先が多数の場合には、「各位」を用います。院内では各委員会などで「○○委員会　委員各位」といった具合に書くといいでしょう。

②　本文

　本文は件名（標題）、前文（頭文／あいさつ文）、主文、末文、結語、付記（記書き）の部分です。
　そのうち主文は「文書の用件を記す」最も重要な部分です。「標題」をつけ、「前文」で文章を書き始め主文に入ります。

Point①　前文から改行し、「さて」「ところで」などの起こし言葉で書き始めます。
Point②　文書の要旨のみを丁重に書き、詳細はあとに出てくる「記書き」に書くようにします。

> **要点を的確に押さえて簡潔に書きましょう！！**

③　付記（別記）・追記

　付記は日時や場所、注意事項など細かな情報を記します。ビジネス文書では、必須のテクニックです。左右中央に「記」を記し、その下に情報を読み手が理解しやすくなるよう、箇条書きにします。
　追記は主文に付け加える事項がある場合に用います。一般的には、発信者とは別に担当者の情報を記します。

Point①　日時、場所という順番で、読み手に必要事項を理解してもらいます。
Point②　追記は、例えば「なお、ご不明な点がありましたら、○○までお問い合わせください」と発信者（差出人＝院長など）とは別に担当者名を追記しておくと、問い合わせ等に役立ちます。追記を上手に使いましょう。

④　頭語と結語

　前文には「頭語」（謹啓など）、末文には「結語」（敬白など）を入れます。頭語や結語の種類はさまざまですが、頭語と結語は１つのセットとして決まっています。

Point①　「前略」などは「前文を省略させていただきます」という意味です。ビジネス文書では、ほとんど使わないので、注意が必要です。
Point②　お悔やみ状などは、頭語や時候のあいさつを省略して、結語は「合掌」「敬具」とします。
　一般的によく使われる頭語と結語が「拝啓」と「敬具」です。ただし、相手が少し目上の場合には、「謹啓」「敬白」を使うとよいでしょう。この他にイレギュラーなケースですが、知っておくと便利なものとして、急ぐときには「急啓」「敬具」、返信のみには「拝復」「敬具」、続けて別の手紙を同じ相手に送る場合には「再啓」「敬具」など、いろいろな使い方がありますので、それぞれの場面にあった頭語と結語を使うように心がけましょう。

> **頭語と結語は「拝啓」と「敬具」が一般的です**

⑤ 時候のあいさつ

　基本的に頭語のあと、一文字あけて季節に合った時候のあいさつ、慶賀のあいさつ、日頃の感謝のあいさつが順に続きます。

　時候のあいさつは「〜の候」などを使った漢語表現と、普段の会話で使うような和語表現があります。まず、漢語とは日本語として使われる漢字の熟語のことで、和語とは日本本来のことばです。

　業務文書では漢字2文字を使った熟語で表現するのが一般的です。ただし、和語を使った表現のほうが親しみやすい文章になるので、そのつど、漢語と和語を使い分けてみてください。

　季節ごとの例を下記にあげますが、その年の気温（冷夏なのか猛暑なのか）などを考慮した時候のあいさつを選択するとよいでしょう。

1月
「新春の候、寒冷の候」や「松の内の賑わいも過ぎ、日ごとに寒さが増して参ります」など、新年や冬のイメージを伝えます。

2月
「梅花の候、余寒の候」や「梅花のつぼみまだ寒く、余寒なお厳しく」など、まだまだ寒さが続いていることを表現します。

3月
「早春の候、浅春のみぎり」や「春寒しだいに緩むころ、日増しに春めいてまいりました」など、春の訪れを予感させる言葉がいいでしょう。

4月
「陽春の候、桜花の候」や「春たけなわの今日このごろ、花の便りも聞かれる季節になりました」など、気温も暖かくなってきて"春"を感じられる表現が適切です。

5月
「若葉の候、新緑の候」や「初夏の風吹くころ、はや夏の気配が感じられる頃となりました」など、そろそろ夏の匂いがする言葉を入れてみるといいかもしれません。

6月
「梅雨の候、向暑の候」や「長雨に閉じ込められた毎日、衣替えの季節になりました」など、梅雨時期と季節が夏に切り替わるイメージが伝わるといいでしょう。

7月
「大暑の候、盛夏の候」や「暑中お見舞い申し上げます、涼風のほしいこのごろ」などを使います。この時期は全国的に暑い時期となりますので、お互いに"暑さ"という共通点を表現してください。

8月
「残暑の候、晩夏のみぎり」や「残暑なおしのぎかねるこのごろ、夜風がすでに秋を感じさせます」など、早く夏の暑さから解放してほしいという表現がいいでしょう。

9月
「初秋の候、秋涼の候」や「秋の色を感じるこのごろです、稲穂の実る頃になりました」など、できるだけ"秋"の気配を表現してみましょう。

第1章　医療現場で求められるビジネス文書の基本

10月
「秋冷の候、紅葉の候」や「秋も深まってまいりました、爽やかな秋晴れが続いております」などを使います。この時期は全国的に過ごしやすい季節ということが伝わるといいでしょう。

11月
「新秋の候、菊花の候」「朝夕冷え込む季節になりました、落ち葉散る頃となりました」など、冬が近づいている表現が一般的です。

12月
「初冬の候、師走の候」「年の瀬の寒さもひとしおでございます、今年も残すところわずかとなりました」など、年末の忙しさを表現するといいでしょう。

　慶賀のあいさつは、他の医療機関の組織宛に使うことが多いと思いますが、一般的には「貴院ますますご清祥のこととお喜び申し上げます」「貴会ますますご繁栄のことと拝察いたします」などを使います。
　相手先が患者、医療機関、団体などの個人宛には「先生にはますますご活躍のことと拝察いたします」「〇〇様にはますますご健勝のこととお喜び申し上げます」という使い方をします。
　また、「時下」を使用する場合には「時下ますますご清祥のこととお喜び申し上げます」という表現が一般的です。この「時下」とは「このごろ」や「目下」という意味です。これを使うことで前述の時候のあいさつを省くことができます。
　また、日頃の感謝で使うあいさつには「平素は格別のご厚情にあずかり誠にありがとうございます」「このたびはいろいろとご指導をいただき心より感謝申し上げます」「過日はひとかたならぬご便宜を賜り厚く御礼申し上げます」という文章が一般的です。

⑥ 主文と末語（末文）

　主文は文書の用件を記す最も重要な部分となり、本題を書くところですので、目的を的確に簡潔に書き上げます。その際、用字・用語のルールを守り適切な単語や熟語を使用し、誤字・脱字に注意しましょう。

　また、前文から改行して起語を用いて唐突な書き出しにならないように、末文は主文のあとに続く文で「結びの言葉」を入れます。

Point①　まず、起語は「さて、このたび当院では開院25周年を迎え…」「ところで、先日の病院見学の際にお問い合わせいただいた…」「早速ですが、貴院にて開催されております…」という使い方をします。

　また、文中にて本題を強調したいときや再確認したい時などには「つきましては、下記のとおり25周年記念式典を…」「なお、入院に関するご質問は地域連携室〇〇まで…」「ご多忙中のところ、申し訳ありませんがご返信のほど…」を使用します。

Point②　末文とは主文の後に手紙を締めくくるための結びのあいさつと結語で構成され、用件のとりまとめや今後の健康、繁栄、親交を願う言葉を用います。よく使われる文章に「まずは取り急ぎ書中をもってご報告申し上げます」「まずはごあいさつかたがたご案内まで」「今後ともご指導ご鞭撻のほどお願い申し上げます」「これからもより一層の連携を賜りますようお願い申し上げます」「時節柄、ご自愛のほどお祈り申し上げます」「末筆ながら貴院のますますのご繁栄をお祈り申し上げます」「先生のますますのご活躍をお祈り申し上げます」というものがあります。結語は末文の最後の行から１段下げて右端に頭語とセットのものを書きます。

⑦　敬語の使い方

　敬語には、相手を敬う「尊敬語」、自分や自分側の者をへりくだり、間接的に相手を敬う「謙譲語」、丁寧な言葉で相手への敬意を示す「丁寧語」があります。また、物事を美化して述べる「美化語」もあります。

　敬語の使い方として、まずは「尊敬語」です。動詞には「お～になる」「お～だ」のように動作の先頭に「お」をつけて言い換えるもの、「～れる」「～られる」「～なさる」のように動詞の後側を変換させるもの、そして「言う」を「おっしゃる」と全く違う言葉に言い換える場合があります。

　　・座る→お座りになる、お座りだ、座られる
　　・持つ→お持ちになる、お持ちだ、持たれる
　　・運転する→運転される、運転なさる
　　・言う→おっしゃる、言われる

　ただし、「お～になる」「お～だ」と「～れる」「～られる」「～なさる」を一緒に使うと二重敬語になってしまうので気をつけましょう。
　　×お座りになられる　　→　　〇お座りになる、座られる
　　×お持ちになられる　　→　　〇お持ちになる、持たれる
　　×おっしゃられる　　　→　　〇おっしゃる
　　×お言いになられる　　→　　〇お言いになる、言われる

次に形容詞などには「お」や「ご」をつけます。
・美しい→お美しい
・高い→お高い
・多忙だ→ご多忙だ
・要望だ→ご要望だ

そして、名詞には「お」や「ご」をつける場合と、「貴」や「高」などをつける場合があります。
・質問→ご質問
・病院→貴院
・名前→高名

ただし、自然や動物、外来語、公共のものにはつけないので注意しましょう
・×お雪、×お犬
・×おコーヒー、×おカルテ
・×お駅、×お道路

謙譲語では、動詞に「お（ご）～する」と変換したり、「お（ご）～いただく」や「お（ご）～申し上げる」と言い換えたり、全く違う言葉に言い換えたりします。
・待つ→お待ちする、お待ちいただく、お待ち申し上げる
・報告する→ご報告する、ご報告いただく、ご報告申し上げる
・行く→参る、伺う、参上する
・言う→申し上げる、申す

また、名詞には「粗」「拙」「弊」「愚」などをつけます
・品→粗品
・文→拙文
・国→弊国
・息子→愚息

丁寧語は同僚や同格のモノの間で使われ、「です」「ます」をつけます。
・健康だ→健康です
・行く→行きます

美化語は「お」「ご」の接頭語をつけます。
・薬→お薬
・布団→お布団
・あいさつ→ごあいさつ
・連絡→ご連絡

全く違う言葉になる美化語としては以下のようなものがあります。
・腹→おなか
・便所→お手洗い

尊敬語と違うのは誰かに敬意を示すためではなく、文のバランスをとるために上品な言い回しを用います。

Point①　社外文書では、自分の上司について尊敬語を使って書くのは間違いで、受信者に不快な思いをさせてしまいます。誰を立てるべきなのかを明確にして書きましょう。

例）招待したイベントの当日に自院の院長を紹介したい場合
　誤　当日、○○院長先生もいらっしゃるのでご紹介申し上げます。
　　　➤　自分の上司には敬称は用いない
　　　➤　「いらっしゃる」は尊敬語なので自分の上司には用いない
　正　当日、院長の○○もおりますのでご紹介申し上げます。

Point②　「おトイレ（外来語に『お』がついている）や」「お召し上がりになる（『召し上がる』と『お～になる』の二重敬語）」などは慣例として定着してきています。例外もあるので、判断できない場合は確認してから使用するようにしましょう。

　敬語になると全く違う言葉になる動詞があります。例えば、「もらう」という動詞は、「尊敬語：お納めになる」「謙譲語：いただく」「丁寧語：もらいます」という風になれば、「尊敬語：お受けになる」「謙譲語：頂戴する」「丁寧語：もらいます」となることもあるので、場面に応じて使い分けましょう。
　また、相手側を呼ぶ際に使う言葉を尊称と言います。尊称でよく使う代表例が医師ですね。医師の場合には「○○先生」と使うことが多いと思います。自分側が呼ぶ際には卑称といい、この場合には「○○医師」「医師○○」と使います。

> 尊敬語と謙譲語を上手に使い分けて
> ワンランク上のビジネス文書を作成しましょう！

4　ビジネス文書の作成手順

ここではビジネス文書作成ポイントを解説します。

Point①　ビジネス文書は定型のスタイルで作成します。
Point②　Ａ４サイズの用紙に横書きが一般的です。
Point③　一枚にまとめるのが基本です。主文が長文になる場合は、別紙に書き足します。

> ワードなどPCで作成する場合、基本の文字サイズは10.5ポイントです。

Point④　読みやすい文の長さは、一行の文字数が40字から50字程度にします。
Point⑤　文章は短く、内容ごとに段落に分けます。
Point⑥　時間は、午前・午後などは使用せず、24時間表示にします。

> **文書にも礼儀正しさと品格が必要！**
> **個性を出す必要はありません！**

5　良い文書とは？

　ビジネス文書は私信ではありません。友人宛に書くようなダラダラと長い文章や、何を言いたいのか要領を得ない文章は、読む人にとって負担です。ビジネス文書は、趣旨が正確に伝わり、お互いがルールにのっとった分かりやすい文章を作成しなくてはなりません。

Point①　最初に標題で結論を相手に伝えます。
Point②　文章はできるだけ短く、内容ごとにいくつかの段落に分けます。意味を把握しやすくなります。
Point③　複数の伝達事項は箇条書きにするか別記で分かりやすくします。
Point④　つなぎ言葉を何度も一文の中に入れると主旨が分かりづらくなります。文は短く簡潔に書きます。
Point⑤　相手方の医療機関名や担当者の名前を行をまたいで書くことは絶対に避けてください。失礼です。
Point⑥　あいまいな表現は避けましょう。
Point⑦　たとえ謙遜の意味でも、修飾語は使いません。
Point⑧　同じ表現を使うのは避けましょう。例えば、「来院患者が来る予定」だと、「来院患者」と「来る」が同じ表現ですので、重複しています。適切な表現としては「来院患者の予定」です。
　また、その他にも一般的に使われていますが重複している文章として「いちばん最初」は「いちばん」と「最初」の両方とも同じ表現ですから、「最初」だけでいいのです。

第1章　医療現場で求められるビジネス文書の基本

Point⑨　文章を書くうえでポイントとなるのが「ひらがな書き」です。基本的には間違いではありませんが、文章で表現する場合には、相手に分かりやすく伝えることが大原則です。例えば「今日」という漢字を書く場合、「きょう」と「こんにち」という２つの使い方がありますので、ひらがなで書くということもあります。

　ここで、以下の例を見て正しいほうに○、間違っているほうに×をつけてみてください。

1.（　）こんな雨の時は、交通事故が多いだろう。
2.（　）明日、レセプトを医師へ届けて下さい。

　答えは、まず「1.」の問題は「×」が正解です。「時」という漢字は時間を指す場合に使いますので、基本的には「雨のとき」が正しい使い方です。
　「2.」はどうでしょうか？　「ください」の場合には、「物」を与えるときに「下さい」と書き、誰かにお願いするようなときには「ください」という風に使い分けます。この例題では医師へお願いをしていますので、答えは「×」となり、「届けてください」となります。

> **簡潔で分かりやすい文章を書きましょう**
> **文を何度もつながず、一文を短くしましょう**

第 2 章

実際の医療現場における
ビジネス文書実例

1　お詫び状

　患者さまに不愉快な思いをさせてしまったり、他医療機関などに迷惑をかけてしまった場合などに書くのがお詫び状です。トラブルがあったときは、お詫び状を書く前に直接電話や窓口対応をしているとは思いますが、文書を出すことにより責任の所在を明らかにし、誠意を伝えます。

　お詫び状は謝罪だけの平謝りの文書ではなく、そのときの状況や理由を明確にして対策や今後の改善方法を分かりやすく説明する必要があります。また、やむを得ない事情や病院側にも言い分がある場合も、感情的にならずに相手の言い分を理解したうえでこちらの事情を論理的に説明しましょう。

Point①　第1に謝る姿勢を
　あいさつ文の次にすぐお詫びの言葉を述べます。言い分がある場合も、まずは謝罪の言葉を述べてから書きます。

Point②　原因を明確に伝える
　ここで相手の言い分とかみ合わないことを述べると、かえって失礼な文書となってしまうので、きちんと情報を把握して事実を書きます。原因がまだ分からない場合はその旨を伝えます。

Point③　きちんと事後処理を明記する
　今回のトラブルをどのように処理するのか、また、今後同じことが起きないようにどのような対策をするのかを具体的に述べます。この改善策でも誠意を示すことが大事ですが、実際にできないことは書かないようにしましょう。

第2章　実際の医療現場におけるビジネス文書実例

見本書式①

誤解を招く内容通知

平成　年　月　日

○○○○　各位

産労総合病院
院長　○○○○

① 放射線画像送付に関するお詫び

　平素は、毎々のご高配を賜り御礼申し上げます。
　さて、先般ご送付させていただいた「放射線画像のフィルムレス化へのご協力について」では「本院にご紹介いただく患者さまの放射線画像は、CD-R（DICOM規格）で収録したものをお願いいたします」とあり、あたかもCD-R以外のものは受け付けないとも取れる内容でした。当院としては、今まで同様にレントゲンフィルムをお送りいただいても何ら問題はございません。可能な限りで構いませんので、CD-Rでお願い申し上げます。
② なお、当院からはCD-Rでお送りさせていただきますので、お手持ちのパソコン*のコンパクトディスクドライブ（CD-ROM等）にCD-Rを挿入していただくと自動的に画像閲覧できます。
　ご不明な点などございましたら、下記までご連絡いただきますようお願い申し上げます。
　引き続き倍旧のご厚情を賜りたく、切にお願い申し上げます。
*Macには対応しておりません。Windowsのみの対応となります。

【お問い合わせ先】
産労総合病院
電話：　　　－　　　－
運用について：医療情報管理課
画像について：放射線科

ポイント
①的確なタイトルを記す
②使用方法は分かりやすく

見本書式②

職員の不適切な応対

○○○○　様

① この度のドック検診に際しまして、職員が不適切な言葉かけや対応をしたとの報告を受けました。

　病院開設以来、患者さま家族の心の支えとなる医療を目指すことを理念としているなかで、貴女さまへの対応は非常に申し訳なく、書面ではございますが心よりお詫び申し上げます。

　また、対応した者より「来年も来てみます」と仰っていただき感激したとも聞いており、その寛大なお心に有り難い思いでおります。

② この度のご提言をしっかりと受け止め、職員一同取り組んでいく所存です。

　○○様におかれましては、お身体ご自愛されお過ごしくださいますようお祈り申し上げます。

　お詫び申し上げることが遅くなり誠に申し訳ございませんでした。

平成　　年初春
産労総合病院院長

ポイント

①謝罪の対象をはっきりと記す
②今後の決意を伝える

見本書式③

職員のミス

平成　年　月　日

○○○○様

産労総合病院
〒　－　　　　　市　町　－　－
電話．　　　－　　　－
事務部　○○○○

謹啓　平素は格別のご高配を賜り厚く御礼申し上げます。
①
　この度は大変ご迷惑をおかけし、誠に申し訳ございませんでした。
　職員の確認不足のために診療明細書をお渡しすることができませんでした。
②
　本来ならばこちらより出向く事柄ではございますが、来週月曜日に御来院されるとのことですので、その折に改めまして謝罪させていただきたいと存じます。
　今後は、二度とこのようなミスのないよう、職員同士のチェックを徹底する所存でございますので、何卒ご容赦のほどお願い申し上げます。
③
　また、こちらの不手際にてお渡しできませんでした診療明細書を同封させていただきましたので、ご査収のほどよろしくお願い致します。
　まずは略儀ではございますが、取り急ぎ書面にてお詫び申し上げます。

謹白

ポイント
①まずは謝罪する
②原因を明確に伝える
③きちんと善後策を明記する

見本書式④

遅滞による謝罪

```
                                    平成　　年　　月　　日
○○○○様
　平素より、大変お世話になっております。
①協力医療機関協定書についてお時間をとりまして、大変申し訳ござ
いませんでした。
②当院の地域連携室では、地域の開業医の先生方や医療機関と連携を
深め、ご紹介をいただきました患者さまがスムーズに診療、検査、入
院などが行えるように、また、患者さまの診療結果や結果報告などの
情報交換を確実に、迅速に行い、治療後は患者さまを紹介元へお返し
できるように心がけております。
　今後とも何卒ご支援ご協力のほどよろしくお願い申し上げます。


                                        産労総合病院
                                    地域連携室　　○○○○
```

ポイント
①謝罪の対象をはっきりと記す
②日頃の取り組みを伝える

2 お歳暮など贈答品に関する手紙を作成する

　病院でもお中元やお歳暮のやりとりをする機会があると思います。このとき、自分で手渡す場合は別ですが、宅配便やデパートから直送される場合は、品物だけ贈るのではなく一緒に手紙を添えるのが一般的です。また、送り状は品物と同日か品物より先に相手に届くようにしましょう。

　日ごろの感謝の気持ちをこめて品物を送らせていただくということが伝わるように、感謝の気持ちと今後の親交を願う言葉を使用します。

　また、贈り物は受け取ったらすぐにお礼状を書きましょう。

Point①　お中元
　日ごろお世話になっている方に感謝と敬意を込めて一年の上半期を区切りに贈り物をします。贈る時期は7月初旬から15日ごろまでが一般的とされています。

Point②　お歳暮
　一年間の感謝の気持ちと敬意を込めて贈り物をします。贈る時期は12月初旬から20日ごろまでが一般的とされています。

Point③　時候のあいさつを入れる
　季節の贈り物なので時候のあいさつを必ず入れます。時期に応じた話題を盛り込む等の工夫をしましょう。

見本書式①

お中元の送り状

```
                                    平成　年　月　日
○○○○様
                                       産労総合病院
            〒　　－
                              市　　町　－　－
            電話.　　－　　－
                              事務部　○○○○
```

① 拝啓　盛夏の候、貴院におかれましてはますますご清祥のこととお慶び申し上げます。平素は格別のご高配を賜り、厚く御礼申し上げます。

② つきましては、日頃の多大なるご厚情ご鞭撻への感謝といたしまして、ささやかではございますが、お中元の品を別送させていただきました。

　ご受納くださいますれば幸いに存じます。

　今後とも変わらぬご高配を賜りますよう、よろしくお願い申し上げます。

　まずは書面にて、日頃のお礼かたがたごあいさつ申し上げます。

敬具

ポイント
①時候のあいさつを入れる
②贈る理由をきちんと書く

見本書式②

お歳暮の送り状

```
                              平成　　年　　月　　日
○○○○様
                                      産労総合病院
            〒　　－　　　　　　　市　　町　－　－
            電話．　　－　　－
                              事務部　○○○○
①
謹啓　師走の候、貴院におかれましてはますますご清祥のこととお慶
び申し上げます。平素は格段のお引き立てを賜り、厚く御礼申し上げ
ます。
②つきましては、本年、多大なるご厚誼ご鞭撻を賜りました御礼と、歳
末のごあいさつを兼ねまして、ささやかな品を送らせていただきまし
た。
　本来ならば、直接お伺いしてごあいさつ申し上げるべきところ、誠
に失礼とは存じますが、ご受納くださいますれば幸いに存じます。
　年末ご多忙の折、皆さまには何卒ご自愛のうえ、幸多き新年を迎え
られますよう祈念いたしております。
　来年も、ご指導ご鞭撻のほど、よろしくお願い申し上げます。
                                              謹白
```

ポイント
①前文はすべて記す
②贈る理由をきちんと書く

見本書式③

贈り物を受け取ったお礼

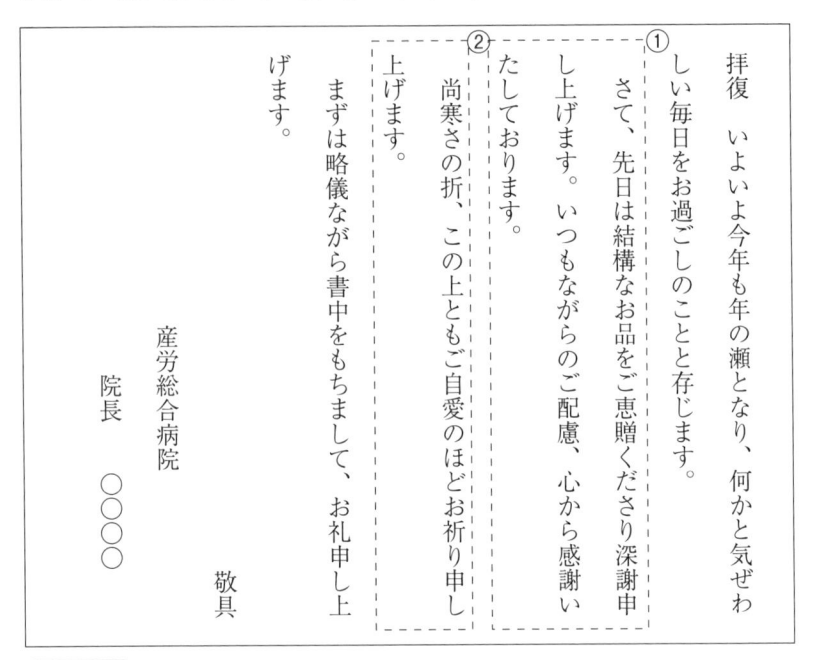

拝復　いよいよ今年も年の瀬となり、何かと気ぜわしい毎日をお過ごしのことと存じます。

①さて、先日は結構なお品をご恵贈くださり深謝申し上げます。いつもながらのご配慮、心から感謝いたしております。

②尚寒さの折、この上ともご自愛のほどお祈り申し上げます。

まずは略儀ながら書中をもちまして、お礼申し上げます。

敬具

産労総合病院
院長　〇〇〇〇

[ポイント]
①何に対しての感謝なのかを具体的に述べる
②季節のあいさつを記す

3　依頼状

　依頼状はこちらから何かをお願いする場合に書く文書です。日常的に行われる簡易な依頼であれば、電話やメールのみで処理しても問題はありませんが、見学や実習、または金銭が絡む講師や非常勤医師などの依頼時には文書の形にします。

Point①　丁寧な言葉遣いで書く
　こちらからお願いをするので、礼儀正しく丁寧な言葉遣いで書きます。しかし、意識しすぎて相手に伝わりにくい文章にならないようにし、こちらの希望がきちんと伝わるように書きます。
Point②　依頼内容を見やすく整理する
　相手が依頼内容を確認しやすいように簡潔に書きます。細かい事項がいくつもある場合は列記して整理します。
Point③　電話と併用する
　文書を送ったらそれで終わりではなく、内容の確認や文書の回答などを電話でフォローしましょう。依頼文書を送る前にも電話でお願いをしておくと物事をスムーズに進められます。

見本書式①

見学実習のお願い

　　　　　　　　　　　　　　　　　　平成　年　月　日

○○○○様

　　　　　　　　　　　　　　　　　　　　産労総合病院
　　　　　　　　〒　　－　　　　　　　市　　町－－
　　　　　　　　電話.　　　－　　　－
　　　　　　　　　　　　　　　　　　　院長　○○○○

　　　　　　　　　① 見学実習のお願い

② 拝啓　春分の候、貴院におかれましてはますますご隆昌のこととお慶び申し上げます。また、本院職員の指導に多大なご配慮を賜りまして、厚く御礼申し上げます。

③　さて、平成○○年度におきましても、終末期看護への取り組み方や、ホスピス・緩和ケアの現状につきまして見学実習をお願いいたしたく存じます。つきましては、ご用繁多の折甚だ恐縮に存じますが、**別紙**「承諾書」にご記載いただきご返送くださいますようお願い申し上げます。

　なお、実習時期・人数等につきましては、○月頃にご連絡差し上げます。今後ともご指導賜りますよう、何卒よろしくお願い申し上げます。

　　　　　　　　　　　　　　　　　　　　　　　　敬具

ポイント
①タイトルは分かりやすく
②日頃のお礼を述べる
③謙虚かつ具体的に書く

別紙　承諾書

承諾書

　○○○○病院の実習施設として、平成＿＿年＿＿月＿＿日より
「＿＿＿＿＿＿＿＿＿＿＿」を使用することを承諾します。

　　　　　　　　　平成＿＿年＿＿月＿＿日

　　施設名＿＿＿＿＿＿＿＿＿＿＿＿＿＿＿＿＿＿＿
　　代表者職氏名＿＿＿＿＿＿＿　＿＿＿＿＿＿＿㊞

見本書式②

出向研修受け入れのお願い

　　　　　　　　　　　　　　　平成　年　月　日

○○○○様

　　　　　　　　　　　　　　　　　産労総合病院
　　　　　　〒　　－　　　　　　市　町　－－
　　　　　　　　　電話.　　－　　－
　　　　　　　　　　　　　　　院長　○○○○

　　　　　臨床工学技士の出向研修受け入れのお願い

拝啓　時下ますますご清祥のこととお慶び申し上げます。

①
　さて、この度貴院において下記により、臨床工学技士の出向研修受け入れをご依頼いたしたく、まげてご承諾くださるようお願い申し上げます。

　　　　　　　　　　　　　　　　　　　　　　　敬具

②
　　　　　　　　　　　記

出向研修期間：平成　年　月　日より平成　年　月　日まで
出向研修部門：○○病院ＭＥ室
出向研修目的：血液浄化業務および関連業務の技術取得のため
出向研修人数：　名
出向研修者名：臨床工学技士　○○○○（昭和　年　月　日生）

　　　　　　　　　　　　　　　　　　　　　　　以上

ポイント
①依頼内容は簡潔に
②詳細を記す

見本書式③

非常勤医師の委嘱嘆願書

平成　年　月　日

○○○○様

産労総合病院

〒　　－　　　　　　市　町　－　－

電話.　　－　　－

院長　○○○○

非常勤医師の委嘱嘆願書

謹啓　時下ますますご清祥のこととお慶び申し上げます。

① さて、当院ならびに地域医療向上のため、貴院より循環器科医を非常勤医師としてご派遣賜りたく、お願い申し上げます。

謹白

②

記

氏名：○○○○

担当：循環器科外来

委嘱期間：平成　年　月　日から平成　年　月　日まで

勤務時間：毎週　曜日　　時～　　時

給与：1回　　　円

以上

ポイント
①依頼内容は簡潔に
②詳細を記す

4　開院、開設のあいさつ状を作成する

　新しく病院または診療所をオープンさせた場合、診療科が新しくできる場合など、病院の状況が変わった場合に関係先に通知する文書です。この文書はビジネス文書の中でもっとも礼節が重んじられる文書のひとつであり、形式にのっとった文書をつくることが大事です。

Point①　形式的な文書で格調を重んじる
　縦書きが原則です。頭語、時候のあいさつや慶賀のあいさつなどで前文をつくることによって、格調が高い文書となり病院の真摯な態度を示すことができます。

Point②　日ごろの感謝と新しいことに対する意欲を表す
　慶賀のあいさつのあとに、日ごろのお礼もきちんと入れましょう。また、変化した内容を伝えるとともに、今後どのような姿勢で取り組むかなどの意欲も入れると、それぞれの病院らしさが伝わります。

Point③　白いカード、白い封筒を使用する
　ハガキ大の白いカードに楷書や毛筆体で印刷して、白い封筒に入れて出すのが一般的です。

見本書式①

クリニック開業のお知らせ

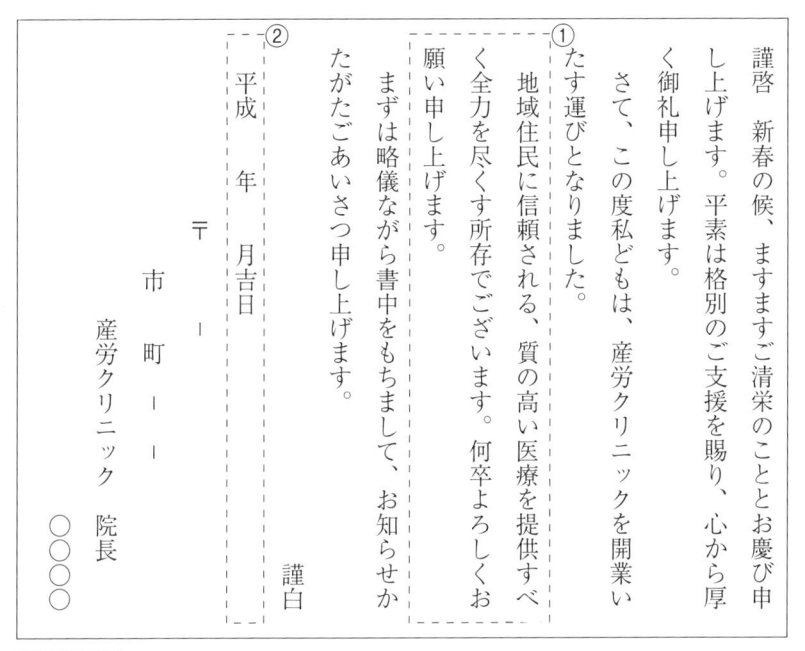

謹啓　新春の候、ますますご清栄のこととお慶び申し上げます。平素は格別のご支援を賜り、心から厚く御礼申し上げます。

さて、この度私どもは、産労クリニックを開業いたす運びとなりました。

①地域住民に信頼される、質の高い医療を提供すべく全力を尽くす所存でございます。何卒よろしくお願い申し上げます。

まずは略儀ながら書中をもちまして、お知らせかたがたごあいさつ申し上げます。

謹白

②平成　年　月吉日

〒　－
　　市　　町　－　－
産労クリニック　院長
〇〇〇〇

ポイント
①意気込みや抱負を伝える
②吉日とは縁起のよい日の意味です

見本書式②

専門外来開設のお知らせ

平成　年　月　日

関係各位

産労総合病院

院長　○○○○

「膠原病内科」専門外来開設のお知らせ

謹啓　陽春の候、先生方におかれましてはますますご健勝のこととお慶び申し上げます。また、平素より格別のご高配を賜り厚くお礼申し上げます。

　さて、平成　年　月より「膠原病内科」専門外来を開設することとなりました。

① 　診療は、○○医師が担当いたします。関節リウマチ疑いでの診療もいたします。

② 　なお、勝手ながら非常勤医師担当のため、入院が必要な重症患者さまの診療や、下記の日程以外においては診察することができませんので、あらかじめご了承のほどお願い申し上げます。

　今後ともより一層の地域医療連携を図って参る所存でございます。何卒よろしくお願い申し上げます。

謹白

③
記

◆内科「膠原病内科」（内科センター　3診）

外来診療日：火曜午後（受付時間／14：00～15：00）

※お問い合わせにつきましては、下記までお願いいたします。

産労総合病院　医療サービス課　　電話：　　－　　－

以上

ポイント

① 担当医師を伝える
② 患者さまに対するお願い事を書く
③ 場所や時間などを書く

第2章　実際の医療現場におけるビジネス文書実例

5　院内文書の作成

　院内文書は情報を的確に伝達することにより、情報を共有化し、業務が円滑に進むことを目的としましょう。
　また、院内文書は同じ病院の職員に宛てるものなので、必要以上の敬語の使用や前文や末文は必要ありません。
　特に主文は一度読んだだけで理解できる簡潔さが原則です。
　自部署以外の職員も読むことを考え、略語や専門用語の過度な使用はせずに医療職でも事務職でも誤解の生じない語彙の選択を心がけましょう。
　共有のフォーマットを作成したり文書番号を振ったりしておくと、時間の節約や管理が容易になります。

Point①　確実に内容を伝達する
　「誰に宛てたもの」で、読んだ職員が「何をすればよいか」を簡潔に伝えることがポイントとなります。
Point②　簡潔に表現する
　院外文書のような儀礼的なあいさつ文は、内容をストレートに伝えることの妨げになるだけでなく、文書作成時間も長くなり非効率的になるので必要ありません。
Point③　理解してもらいやすい用に工夫する
　文章はつらつらと書くのではなく、記書きや箇条書きを利用して分かりやすくまとめましょう。

見本書式①

休業承認通知書

平成　年　月　日

① 休業承認通知書

所属：看護科

氏名：○○○○　殿

産労総合病院

院長　○○○○

　平成　年　月　日付で提出された「介護休業申請」につき、下記のとおり承認いたします。下記の期間、介護休業として休暇が取得できます。

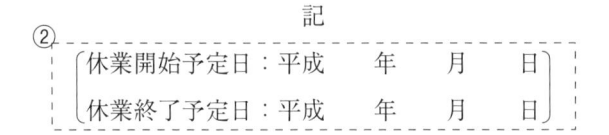

記

② 休業開始予定日：平成　年　月　日
　　休業終了予定日：平成　年　月　日

　なお、介護休業が終了し復職する際は「職場復帰願」の提出が必要になります。

　介護休業終了の1カ月前になりましたら総務課宛に提出してください。

以上

> **ポイント**
> ①分かりやすい標題
> ②必ず期日を明記する

第2章 実際の医療現場におけるビジネス文書実例

見本書式②

源泉徴収票送付の案内

源泉徴収票送付のご案内

○○○○様

産労総合病院
総務課　○○○○

拝啓　毎々格別のお引き立てを賜り厚く御礼申し上げます。

①
　さて、平成　　年度源泉徴収票(退職・再発行分)を郵送いたしますので、ご査収のうえ、よろしくお取り計らいくださいますようお願い申し上げます。

　まずは取り急ぎ書類送付のご案内まで。

敬具

②
※源泉徴収票は大切に保管してください。

以上

ポイント
①内容はシンプルに
②強めのお願いは目立たせる

見本書式③

インフルエンザ

平成　年　月　日

各位

① タミフル・リレンザの処方について
　〜インフル（新型も含む）患者の対応〜

感染防止委員会・幹部会

② 　インフルエンザの拡大に伴い、当院での抗インフルエンザ薬（タミフル・リレンザ）の処方について、変更がありましたので、お知らせします。

③ 外来患者への処方

　＜変更＞
　抗インフルエンザ薬（タミフル・リレンザ）の処方対象者

　<u>「A型陽性」患者（基礎疾患の有無は関係なし）</u>

　<u>院内処方で対応します。</u>

④ 　なお、季節性のB型陽性の場合も同様です。
　また、外来来院者への 予防投与は原則なし となっています。
　ただし、入院患者や職員への予防投与は従来どおりに院内処方となります。

以上

ポイント
① タイトルは簡潔に分かりやすくまとめる
② 主文は前文や末文は必要ありません。すぐに本題に入ります
③ 記書きはパッと見て分かるように表現し、強調したいところには下線や太字を使用します
④ 副文は主文で疑問に思われるであろうことに解説を加えますが、なければ必要ありません

見本書式④

感染性廃棄物

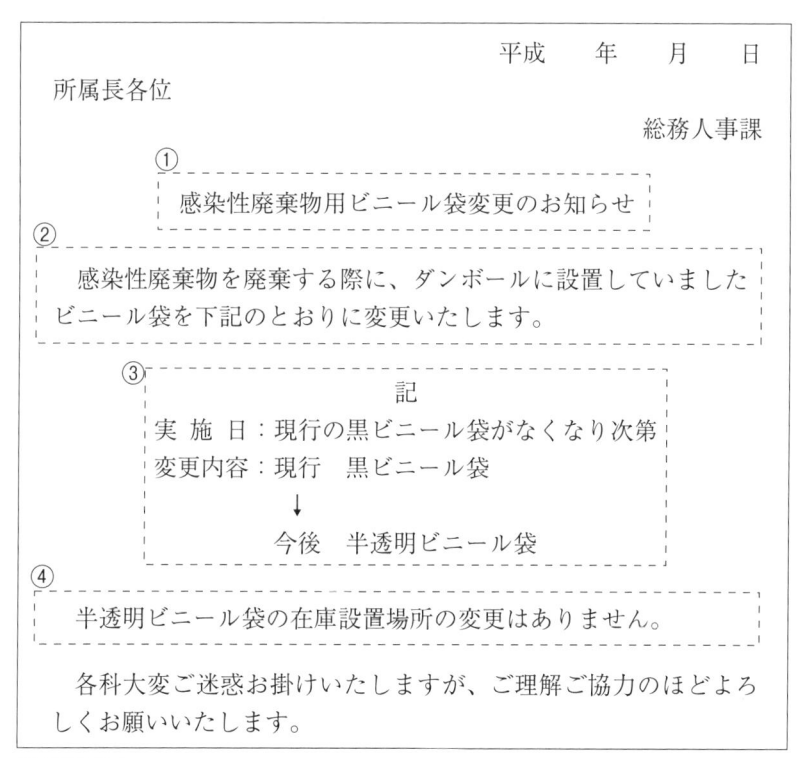

```
                              平成   年   月   日
 所属長各位
                                        総務人事課
```

① 感染性廃棄物用ビニール袋変更のお知らせ

② 感染性廃棄物を廃棄する際に、ダンボールに設置していましたビニール袋を下記のとおりに変更いたします。

③
```
              記
実 施 日：現行の黒ビニール袋がなくなり次第
変更内容：現行　黒ビニール袋
              ↓
          今後　半透明ビニール袋
```

④ 半透明ビニール袋の在庫設置場所の変更はありません。

　各科大変ご迷惑お掛けいたしますが、ご理解ご協力のほどよろしくお願いいたします。

ポイント
①ひと目で分かるタイトルをつけましょう
②主文には伝えたい情報の概要を簡潔に書きます
③記書きには現行と今後がどう違うのかを簡潔にまとめます
④補足があれば副文で説明します

> 現行と変更後の違いを簡潔に分かりやすくまとめます

見本書式⑤

紹介患者受入の変更

```
                                    平成　年　月　日
      ①
      ┌──────────────────────┐
      │紹介患者受入に関する運用変更連絡│
      └──────────────────────┘
② ┌──────────────────────────────────┐
   │　年々増加する症例数に対処するべく、紹介患者の受け入れを下│
   │記のとおり変更しますのでお知らせいたします。　　　　　　│
   └──────────────────────────────────┘
      ③ 　　　　　　　　　　記
      ┌──────────────────────────┐
      │実 施 日：平成22年1月20日より　　　　　　　　│
      │変更内容：上部内視鏡検査「紹介患者優先枠」の設置│
      │　　　　　　内視鏡センター直通ダイヤルの設置　　│
      │　　　　　　上部内視鏡のための事前診察の省略　　│
      └──────────────────────────┘
      ④
      ┌──────────────────────────┐
      │メリット：紹介患者優先枠による受入体制の強化　　│
      │　　　　　　専用ダイヤルによる予約手続きの簡素化│
      │　　　　　　※詳細は別紙参照のこと　　　　　　　│
      └──────────────────────────┘
                                              以上
⑤ ┌──────────────────────────────────┐
   │　何か不明な点がありましたら、担当までご連絡願います。　│
   └──────────────────────────────────┘
⑥ ┌──────────────────────────────────┐
   │　添付書類：「上部内視鏡について」　　　　　　　　　　　│
   │　　　　　　「紹介患者優先枠について」　　　　　　　　　│
   └──────────────────────────────────┘
```

[ポイント]
① 何に関することなのか分かるタイトルをつけましょう
② 主文は何が変更されたのかひと目で分かるように
③ 変更内容などの詳細は記書きで正確に表現しましょう
④ 変更後のメリットなどを解説するとより理解を得られます
⑤ 変更内容等が難解な場合は、担当者を記載し直接質問してもらえるようにします
⑥ 別紙をつける場合はまとめて記載します

> **文章にすると分かりにくいことは箇条書きにしてみましょう**

6　お礼状

　相手先に感謝の気持ちを伝える文書がお礼状です。病院では、見学をさせてもらったときなど、使用する場面は限られてしまうかもしれませんが、この基本を覚えておけば使用することが増えるかもしれません。
　お礼状は何よりも感謝の気持ちを伝えることが大切です。儀礼的な書式を押さえながらも、自分の言葉で伝えましょう。型にはまりすぎていたり、大げさすぎる文書は逆に誠意が伝わりづらくなります。

Point①　お礼状を出すタイミングに注意する
　相手から厚意を受けたらすぐに出します。見学はその日のうちに書きましょう。災害見舞いや病気見舞いはこちらが落ち着いた時点で書いてもかまいません。
Point②　自分の言葉で伝える
　何に対しての感謝なのかや今後の抱負など、具体的に述べると相手に伝わりやすいです。見学などで、実際に取り入れたり、参考にした点などがあったら経過を伝えましょう。
Point③　なるべく自書で出す
　お中元やお歳暮などの贈り物を受け取ったお礼など、送り先が大量な場合は印刷でも構いませんが、自書で出すのが基本です。

見本書式

見学をした医療機関へのお礼

```
                                    平成　年　月　日
○○○○様
                                        産労総合病院
               〒　　－　　　　　　　市　　町　－　－
                        電話.　　　－　　　－
                             事務部　○○○○
```

拝啓　盛夏の候、貴院におかれましてはますますご清祥のこととお慶び申し上げます。

① 先だっての見学に際しましては、ご多忙中にもかかわらずご厚情にあずかり、心より御礼申し上げます。

② 産労総合病院におきましても、これから開院予定の産労クリニックにおきましても大変参考になりました。

　末筆とはなりますが、病院の皆さまのご健勝を祈念し、書面にて失礼とは存じますが、御礼とさせていただきます。

敬具

ポイント
①理由とお礼を述べる
②自分の言葉で具体的に伝える

7　季節の見舞い状を作成する

　病院では、連携している病院間でやり取りをしているところが多いと思います。事務部門の中でも目にする機会が少ない文書かもしれません。しかし、最近では新規患者獲得としばらく来院していない患者さまの"呼び戻し"という意味も込めて、患者さまに出している医療機関も増えてきました。印刷済みのものでも、何か一言自筆で書き加えるとより丁寧な印象になります。

Point①　年賀状
　元旦に届くのが基本です。遅くても7日までに届くようにします。

Point②　寒中見舞い
　1月8日から節分までに出します。節分を過ぎたら余寒見舞いとします。

Point③　暑中見舞い
　梅雨明けの頃（7月初旬）から立秋の前日までに出します。立秋から8月末頃までは残暑見舞いとします。

見本書式①

暑中見舞

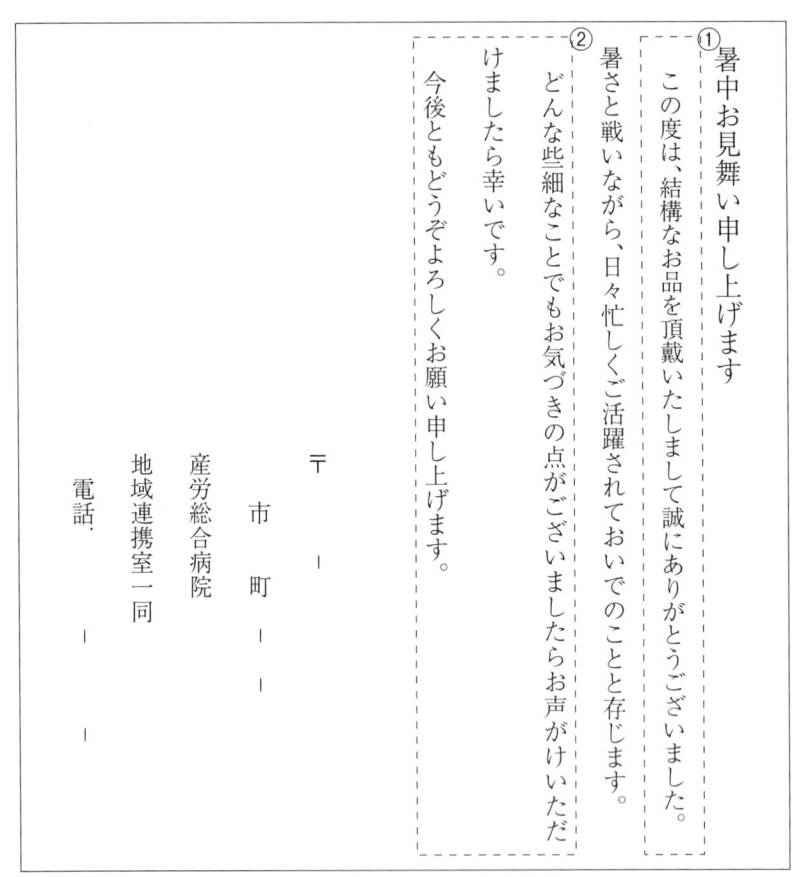

① 暑中お見舞い申し上げます

この度は、結構なお品を頂戴いたしまして誠にありがとうございました。暑さと戦いながら、日々忙しくご活躍されておいでのことと存じます。

② どんな些細なことでもお気づきの点がございましたらお声がけいただけましたら幸いです。

今後ともどうぞよろしくお願い申し上げます。

〒 ― ―
　市　　町 ― ―
産労総合病院
地域連携室一同

電話: ― ―

|ポイント|
①理由とお礼を述べる
②今後の親交を願う言葉を記す

見本書式②

残暑見舞

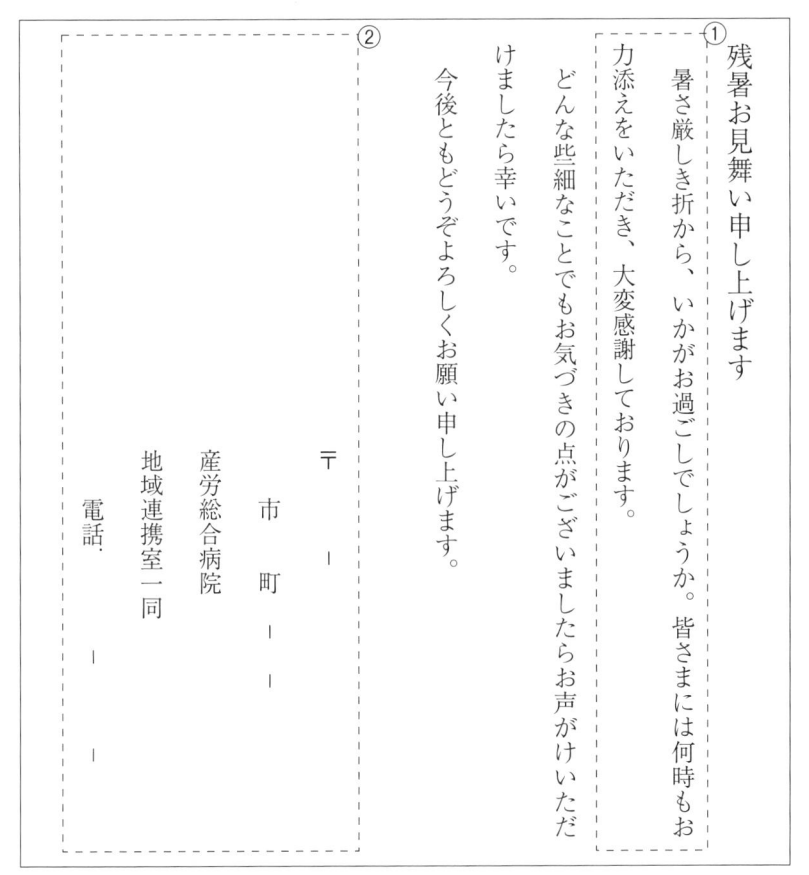

① 残暑お見舞い申し上げます

暑さ厳しき折から、いかがお過ごしでしょうか。皆さまには何時もお力添えをいただき、大変感謝しております。

どんな些細なことでもお気づきの点がございましたらお声がけいただけましたら幸いです。

今後ともどうぞよろしくお願い申し上げます。

②
〒
　市　　町　-　-
産労総合病院
地域連携室一同

電話：　-　-

ポイント
①日頃の感謝を伝える
②差出人の情報は表に記してもよい

8　通知状を作成する

　口頭で伝えた用件は勘違いや誤解が生じることがあります。そういったことを避けるために通知状は有効です。
　通知状は業務上の変更事項や決定事項などを外部に伝えるときに用います。医療機関では診療体制や連絡先、診療時間の変更や、年末年始など、臨時の休診を知らせるときに使います。
　相手の反応を求める案内状や、儀礼的で格式がある表現を使うあいさつ状とは異なり、こちらから一方的に相手に知っておいてもらいたいことを伝えるのが目的ですので、できる限り簡潔に分かりやすく書きましょう。そして、先方のスタッフに周知してもらうため、余裕を持って伝わるよう早めに送りましょう。

Point①　正確に書く
　直接業務にかかわるような内容であることが多いので、正確に相手に伝えなくてはなりません。業務に支障を来さないよう、日時や電話番号などの数字の間違いには十分に注意を払いましょう。

Point②　分かりやすく書く
　相手が内容を理解しやすいように、シンプルに書くことを心がけます。難しい言い回しは、読みにくかったり、内容を分かり難くしてしまったりすることもあるので、使わないようにしましょう。

Point③　記書きでまとめる
　詳細を記書きにすると見やすくなり、相手に要点を伝えることができます。変更点がある場合、現行と変更後を並べて記入するといいでしょう。

第2章　実際の医療現場におけるビジネス文書実例

見本書式①

診療受付時間の変更

　　　　　　　　　　　　　　　　　　　平成　　年　　月　　日
医療機関各位

　　　　　　　　　　診療受付時間の変更について

　拝啓　○○の候、貴院におかれましてはご清祥のこととお慶び申し上げます。平素より格別のご高配を賜り、厚くお礼申し上げます。
① さて、この度診療受付時間を平成○○年○月○日より下記の通り変更させていただくことといたしました。医療機関の皆さまには大変ご迷惑をお掛けいたしますが、ご理解、ご協力のほどよろしくお願い申し上げます。
　　　　　　　　　　　　　　　　　　　　　　　　　　②
　　　　　　　　　　　　　　　　　　　　　　　　敬具
　　　　　　　　　　　　記
　　　　＜現行受付時間＞
　　　　　平　日：9：00〜18：00
　　　　　土曜日：9：00〜15：00
　　　　＜変更後受付時間＞（平成　　年　　月　　日より）
　　　　　平　日：9：00〜19：00
　　　　　土曜日：9：00〜13：00　　　　　　　　　　　③
　　　　　　　　　　　　　　　　　　　　　　　　以上
　　　　　　　　　　　　　　〒　　－
　　　　　　　　　　　　　　　県　　市　－
　　　　　　　　　　　　　　　　　　産労総合病院
　　　　　　　　　　　　　　　　　　病院長○○○○
　　　　　　　　TEL　　－　　－
　　　　　　　　FAX　　－　　－

|ポイント|
①診療時間の変更を開始する日を忘れずに書く
②詫びて協力を求める
③現行の受付時間と変更後の受付時間を並べて書く

　週によって平日や土曜日に休診がある場合は補足して記入すること

見本書式②

連絡先の変更

```
                              平成　年　月　日
医療機関各位

          電話番号およびＦＡＸ番号の変更について

拝啓　○○の候、貴院ますますご盛栄のこととお慶び申し上げま
す。平素は格別のご高配を賜り、厚く御礼申し上げます。
　さて、この度、組織変更に伴い地域医療連携室の電話番号およ
びＦＡＸ番号を変更させていただくことといたしました。　①
　医療機関の皆さまには大変なご迷惑をおかけいたしますが、ご
理解、ご協力のほどよろしくお願いいたします。
                                        敬具
          変更日　平成　年　月　日（　）      ②
          ＜地域医療連携室　現行連絡先＞        ③
          　ＴＥＬ：　　－　　－
          　ＦＡＸ：　　－　　－
          ＜地域医療連携室　変更後連絡先＞
          　ＴＥＬ：　　－　　－
          　ＦＡＸ：　　－　　－
                                  〒　　－
                              県　　市　－　－
                                    産労総合病院
                                  病院長　○○○○
                                    地域医療連携室
                                  室長　　○○○○
                      ＴＥＬ　　　－　　－
                      ＦＡＸ　　　－　　－
```

ポイント
①変更となった理由を簡単に書く（例　組織変更、業務変更）
②変更開始日を明記する
③現行の連絡先と変更後の連絡先を合わせて書き、交錯するのを防ぐ

> 出来上がったら、番号に間違いがないか確認する

第2章 実際の医療現場におけるビジネス文書実例

見本書式③

画像情報提供方法の変更

平成　年　月　日

医療機関各位

画像情報提供方法の変更のお知らせ

　拝啓　○○の候、貴院ますますご盛栄のこととお慶び申し上げます。平素は格別のご高配を賜り、厚く御礼申し上げます。

①　さて、当院では患者さまをご紹介させていただく際、画像をフィルムでお渡ししていましたが、この度、データの保存や診療の効率化のため、平成○年○月○日より、フィルムレスの運用を実施することといたしました。②

　それに伴い、画像情報の提供は、フィルムからCD-R（DICOM規格）へ変更させていただくことになりました。閲覧する際は、お手持ちのパソコン（Windows対応）のコンパクトディスクドライブにCD-Rを挿入していただくと、自動的に開きます。

③　また、当院にご紹介いただく患者さまの画像提供に関しましても、可能な限りCD-R（DICOM規格）で収録したものでお願いいたします。なお、フロッピーディスク、USBメモリ、DVD規格のものは取扱いができませんのでご留意ください。何卒ご理解ご協力のほど、よろしくお願いします。

　共同利用としてのCT・MRIの予約につきましては、従来どおり、放射線科にご連絡いただければ、予約をお取りいたします。引き続きフィルムでの提供をご希望されます際には、検査申込み時にお知らせください。

　ご不明な点などございましたら、下記まで連絡ください。

　今後とも一層のご指導、ご鞭撻を賜りますよう、よろしくお願い申し上げます。

敬具

〒　－
県　　市　－　－
産労総合病院
病院長　○○○○
TEL　－　－
FAX　－　－

[ポイント]
①今までの提供方法を説明する
②変更開始日を記入
③紹介患者のフィルムレスは「可能な限り」という形で強制せずにお願いする

　　変更になった運用方法を詳細に説明する

見本書式④

診療科名称の変更

```
                              平成  年  月  日
 医療機関各位
          ○科の名称変更および診療科の新設について

  拝啓　○○の候、貴院ますますご盛栄のこととお慶び申し上げます。
 日頃より、当院の運営に格別のご配慮を賜り、厚く御礼申し上げま
 す。
 ① さて、当院では近年の診療分野の複雑化・専門化に伴い、診療体制を
  整え、充実した医療を提供することを目的として、本年　月　日より ②
  既存の「○○科」の名称を「○○科」とし、新たに「○○科」を新設
  することといたしました。何卒ご理解とご協力のほどよろしく願いし
  ます。                                            ③
    なお、診療科内容等につきましては、下記のとおりとなりますので、
  患者さまをご紹介いただく際にご活用いただければ、幸甚に思います。
                                                  敬具
                    記
 診療科目：○○科【○○科から名称変更】
        ○○科【新設】本年　月　日より
 主な診療内容：○○科　○○○○○○
           ○○科　○○○○○○          ④
                                              以上
                         〒  －
                         県   市   －  －
                             産労総合病院
                             病院長　○○○○
                  TEL  －  －
                  FAX  －  －
```

ポイント
①簡潔に理由を述べる
②変更開始日を忘れずに記入
③変更の内容をまとめて書く
④変更した診療科の機能を説明する

> 名称の変更を伝えるだけでなく、変更後の診療科の
> 診療内容（扱う疾患、臓器など）の説明を加える

第2章　実際の医療現場におけるビジネス文書実例

見本書式⑤

診療体制の変更

```
　　　　　　　　　　　　　　　　　　平成　　年　　月　　日
医療機関各位
　　　　　　　　　　○科診療体制の変更について

　拝啓　○○の候、先生方におかれましては、ますますご清祥のことと
お慶び申し上げます。日頃より、当院の運営並びに病診連携に格別の
ご配慮を賜り、厚く御礼申し上げます。
　さて、当院○科では、今年に入りまして常勤医数名の退職により、
これまでの診療体制を維持していくことが困難となっております。①
　そのため、平成　年　月　日より、午後の外来は基本的には予約を
取られている方のみとさせていただきたく存じます。当院へのご紹介
の際は、必ず予約をお取りくださいますようお願い申し上げます。②
　大変ご迷惑をおかけして申し訳ありませんが、ご理解とご協力のほ
どよろしくお願いいたします。③
　　　　　　　　　　　　　　　　　　　　　　　　　　　　敬具
※ご不明な点等ございましたら、地域医療連携室までご連絡をお願い
いたします。
　　　　　　　　　　　　　　　　　　　〒　　　－
　　　　　　　　　　　　　　　　　　　県　　市　　－　　－
　　　　　　　　　　　　　　　　　　　　　産労総合病院
　　　　　　　　　　　　　　　　　　　　　院長　　○○○○
　　　　　　　　　　　　　　　　　　　地域医療連携室　○○○○
　　　　　　　　　　　　　　　　　　　　　　　地域医療連携室
　　　　　　　　　　TEL　　－　　　　－　　　（直通）
　　　　　　　　　　FAX　　－　　　　－　　　（直通）
```

ポイント
①理由を説明する
②要件を簡潔に伝える
③詫びる

変更に至った現状（苦渋の選択であったこと）を説明し対応策を示す

見本書式⑥

外来診察の中止

平成　年　月　日

医療機関各位

〇〇医師の外来診察の一時中止について

拝啓　時下ますますご清栄のこととお慶び申し上げます。平素より当院の運営に関しまして、ご理解とご協力を賜り厚くお礼申し上げます。

① さて、毎週〇曜日に〇〇医師の外来診療を行っておりますが、〇〇医師の都合により〇月から約〇カ月間、外来診療を一時中止させていただくことになりました。皆さまには、大変ご迷惑ご心配をおかけすることになり心よりお詫び申し上げます。

② つきましては、平成〇年〇月および〇月の診察の予約をお取り消しさせていただきたくお願い申し上げます。その間の診察につきましては、他の〇科医で対応させていただきますが、予約日予約時間での診察は対応できませんのでご了承ください。通常の診察時間にご来院くださいますよう改めてお願い申し上げます。

　なお、〇〇医師の診察再開は、〇月〇日（〇）以降とさせていただきます。また、診察の予約は、平成〇年〇月から病院の休診日以外の午後〇時から〇時の間、電話にて内科外来で今までどおりお受けいたします。ご迷惑をおかけいたしますがご協力をお願い申し上げます。

敬具

記

③
〇診察中止期間：平成　年　月から約　カ月間
〇診察再開予定：平成　年　月　日（　）〜
〇診察予約受付開始：平成　年　月　日（　）〜
〇診察予約方法：病院の休診日以外の午後3時〜4時
　　電話　　－　　－　　　内線　　　　内科外来

以上

〒
県　　市　　－　　－
産労総合病院
院長　〇〇〇〇
TEL　　－　　－
FAX　　－　　－

ポイント
①理由を説明する
②今後の対応を記入
③詳細をまとめる

詫びたうえで、中止の間の対応を示すことが大切

見本書式⑦

休診のお知らせ

　　　　　　　　　　　　　　　　　平成　　年　　月　　日
医療機関各位

　　　　　　　　土曜日外来診療休診のお知らせ

　拝啓　時下ますますご清栄のこととお慶び申し上げます。日頃より当院の診療に関しまして、患者の皆さまにご理解とご協力を賜り厚く御礼申し上げます。
①　さて、これまで第２、第４土曜日は休診とさせていただいておりましたが、第１、第３、第５土曜日も含め、毎週土曜日の外来診療を休診とさせていただきます。皆さまには大変ご迷惑をおかけすることになり心よりお詫び申し上げます。何卒ご理解とご協力のほどよろしくお願い致します。　　　　　　　　　　②
　ご不明な点につきましては下記までご連絡いただきますよう、よろしくお願いいたします。
　　　　　　　　　　　　　　　　　　　　　　　　　　敬具
　　　　　　　　　　　記
平成　　年　　月　　日まで　第２、第４土曜日のみ外来診療休診
平成　　年　　月　　日より　毎週土曜日の外来診療休診　　　③
　　　　　　　　　　　　　　　　　　　　　　　　　　以上
　　　　　　　　　　　　　　　〒　　－
　　　　　　　　　　　　　　　県　　　市　　－　　－
　　　　　　　　　　　　　　　　　産労総合病院
　　　　　　　　　　　　　　　　　院長　〇〇〇〇
　　　　　　　　　　ＴＥＬ　　　　－　　　－
　　　　　　　　　　ＦＡＸ　　　　－　　　－

ポイント
①要件を記入する
②お詫びの言葉を添える
③変更内容をまとめて書く

> 相手に周知してもらうよう、早めに出すようにする

見本書式⑧

年末年始の休み

```
                          平成　　年　　月　　日
医療機関各位
　　　　　　年末年始のお知らせ

拝啓　歳末の候、貴院ますますご盛栄のこととお慶び申し上げます。
　さて、本年度の年末年始の休診日につきましては誠に勝手ながら、下記のとおりとさせていただきますので、何かとご不便をおかけいたしますがご理解賜りますようお願い申し上げます。
                                              敬具
                          記
【休診期間】
平成〇〇年〇月〇日（〇）〜平成〇〇年〇月〇日（〇）　　①
※新年の診療は〇月〇日（〇）からとなります。　　　　　②
                                              以上

                          〒　　－
                          　県　　　市　　－　　－
                          　　　　産労総合病院
                          　　　　院長　〇〇〇〇
                  TEL　　　－　　　－
                  FAX　　　－　　　－
```

ポイント
①記書きで見やすいようにまとめる
②新年の診察開始日を明記する

内容は簡単でよい

9 案内状を作成する

　研究会や勉強会、講演会、セミナーなどの開催を外部に知らせるのが案内状です。情報を提供することで、内容に関心を持ってもらい、反応や行動を求めます。参加を促すには開催の目的などを明確に記入すると、もらった相手が参加を検討しやすくなります。申し込みが必要な場合は、その方法を明記します。詳細は記書きにし、間違えることがないよう、注意して記載しましょう。

　また、発信者の連絡先、問い合わせ先は必ず記入し、相手が日程の調節がしやすいように早めに出すことも重要です。文書で案内をすることで、相手に敬意を示すことができます。今後のやりとりを円滑に進めることができるように適切な内容で作成しましょう。

Point①　内容がひと目で分かる標題にする
　何の案内状なのか、見て分かる標題にします。定期開催の会の案内状であれば第○回と開催回数も書きます。

Point②　開催の目的を書く
　開催の目的を明記します。もらった相手が内容に興味を示すような内容にします。堅い内容では相手は参加しにくくなってしまいます。自分の言葉で丁寧に記入しましょう。

Point③　詳細を記書きにする
　日時や場所、講師、対象者、会費など、開催に必要な事項は記書きに集約します。参加にあたり、相手が必要な情報は書き逃がすことのないよう注意します。問い合わせ先は必ず載せますが、相手に問い合わせの手間をとらせることのないようにしましょう。

見本書式

研究会・勉強会

```
                              平成　年　月　日
各位
           第1回地域緩和ケア勉強会のご案内

拝啓　平素より当院に対しまして格別なるご協力を賜り厚くお礼申し
上げます。
```
　さて、当院では、がん診療連携病院として地域医療機関との連携を密にし、地域の緩和ケアの知識・技術の向上を目指しております。　①

　つきましては、「第1回地域緩和ケア勉強会」を下記のとおりご案内させていただきますので、多数ご出席くださいますよう、よろしくお願いいたします。

　なお、参加ご希望の方は、別紙の申込書により、〇〇〇〇まで、FAXまたはEメールにて直接申し込みください。　②

敬具

記

【日時】平成　年　月　日（　）午後　時　分〜午後　時
【場所】〇〇〇〇〇　1階会議室
【内容】〇〇〇〇
【講師】産労総合病院〇〇科　〇〇〇〇先生
【対象】医師、薬剤師、看護師
【会費】無料
③

以上

〒　　－　　　　　　　県　市
　　　　　　　　　　　　産労総合病院
　　　　　　　　　　　　病院長〇〇〇〇
　　　　　　　　　　　　地域医療連携室
TEL　　－　　－
FAX　　－　　－

ポイント
①開催の目的を書く
②申し込み方法を明記する
③詳細は見やすいようにまとめる

> 参加者を募るため、趣旨が分かるように書く

10　送付案内状を作成する

　送付案内状は、書類を郵送する際に一緒に送付したり、FAXを送信するときに添えたりする文書です。
　資料や書類をそのまま送ってしまうと、受け取った相手はなぜ自分のところに送られてきたのか不思議に思うかもしれません。いきなり送りつけることは相手に対し失礼にあたることもあります。そういったことがないよう、あいさつ代わりに添えます。
　送付案内状の内容は、用件や書類の説明を含めます。必要であれば、書類に入らなかった内容や付け加えて伝えたい内容なども記入します。書類の枚数（数量）、送り主や連絡先なども記入し、もし、送った枚数（数量）に不備があった場合、問い合わせの所在が分かるようにしておきます。

Point①　書類を送ったいきさつを述べる
　こちらから一方的に送る書類に関しては、書類を送ったいきさつを述べると相手が受け入れやすくなります。いきさつは詳細に書くのではなく、簡潔にまとめましょう。

Point②　補足の内容があれば記入する
　例えば、連携先に広報誌や外来診療スケジュールなどを送る際は休診日の案内や、紹介体制の流れなど、伝えたい内容を付け加えるといいでしょう。

Point③　書類の内容と枚数（数量）を書く
　書類を複数送付する場合は内容と枚数（数量）を記入すると親切です。書類の内容はひと目で分かるよう一文で記入しましょう。書類が単数の場合は内容のみ文面に含めることもあります。

見本書式①

広報誌の送付

　　　　　　　　　　　　　　　　　平成　年　月　日

医療機関　各位

　　　　　　　　　　　　　　　　　　産労総合病院
　　　　　　　　　　　　　　　　　　病院長○○○○

　　　　　　広報誌「○○○○」の送付について

拝啓　○○の候、貴院におかれましては、ますますご清栄のこととお慶び申し上げます。平素より当院に対しまして、格別のご高配を賜り厚くお礼申し上げます。

　さて、当院の広報誌「○○○○」○号を発行いたしましたので、ご送付させていただきます。ご高覧いただければ幸甚に存じます。①　②

　今後とも医療連携の充実を図り、先生方のご期待に沿うことができますよう職員一同に努力を重ねてまいりますので、ご支援ご指導を賜りますようお願い申し上げます。③

　　　　　　　　　　　　　　　　　　　　　　　敬具

　　　　　地域医療連携室　　TEL　　－　　－
　　　　　　　　　　　　　　FAX　　－　　－

ポイント
①送った理由を書く
②一方的に送っているものなので強制はしない
③付け加えの説明や伝えたい事柄を記入する

良好な関係を築けるように礼儀正しく

第2章　実際の医療現場におけるビジネス文書実例

見本書式②

外来診療スケジュールの送付

平成　年　月　日

各位

産労総合病院
地域医療連携室
室長　○○○○

○月診療スケジュールのご案内

拝啓　○○の候、貴院におかれましては、ますますご清栄のこととお慶び申し上げます。平素は格別のご高配を賜り厚くお礼申し上げます。

　さて、平成○○年○月の外来診療スケジュールが出来上がりましたので送付させていただきます。ご活用いただければ幸甚です。　①

　なお、外来担当医の変更や休診予定は、当院ホームページをご覧ください。　②

　今後とも室長、室員一同、医療連携につきまして努力して参る所在ですので皆さま方の変わらぬご指導ご鞭撻をお願い申し上げます。

　ご不明の点やご意見などがございましたら、ご遠慮なく地域医療連携室までご連絡ください。　③

敬具

〒　－　　　県　市
産労総合病院
地域医療連携室
TEL　－　－
FAX　－　－

ポイント
① 送付した理由を書く
② 臨時の変更があった際の対応を明記する
③ 業務に直接かかわることなので不明な点は問い合わせを促す

> 連携がスムーズにいくよう考慮する

見本書式③

FAXの送付

```
                              平成  年  月  日
              FAX送信票
 送信先            様
                   (この送信票を含め    枚) ①
 送信者   産労総合病院 ○○○○
                          〒   －
                              県   市
                  TEL   －   －
                  FAX   －   －

 件名           ○○○○について
```

謹啓　時下ますますご清祥のこととお喜び申し上げます。　　②
　上記の件につきましてご連絡させていただきます。お忙しい折、誠に恐れ入りますが、ご査収のうえ、よろしくお取り計らいくださいますようお願い申し上げます。
　　　　　　　　　　　　　　　　　　　　　　　　　　　敬白

※万が一、上記送信先以外に届きましたら、お手数ではありますが、上記発信者までご連絡ください。　　③

ポイント
①他から届いたFAXと混じらないように必ず枚数を書く
②どの時期でも複製して使えるように時候のあいさつは入れない
③万が一、誤送信してしまった時の対応を書く

> 複製して何度でも使えるよう、シンプルに作成する

見本書式④

書類の送付

```
                              平成　年　月　日
       先生御侍史
                                産労総合病院
                                ○ ○ ○ ○
                  PHS　－　－
```

拝啓　時下はますますご清栄のこととお慶び申し上げます。日頃は大変お世話になっております。
　下記の書類をお送りいたしますので、ご査収くださいますようよろしくお願いいたします。　①

敬具

記

1．契約書　2通　②
2．勤務に関する契約についての覚書　1通
3．医局憲章　1通
4．医師勤務規程　1通
5．入職についてのご案内　1通

以上

ポイント
①内容は簡単なものでよい
②記書きで送ったものを明示する

送った書類の内容や枚数に間違いがないよう注意を払う

11　封書の書き方

住所の書き方
　封筒の端から1.5cm程度開けた位置に1行で納めます。2行にする場合は、1行目より文字を下げ、数字は漢数字を使います。

医療機関名、社名、部署名
　必ず正式名で書きます。株式会社を（株）と略さないこと。

役職名・氏名
　封筒の中央に住所よりも大きな文字で書きます。

脇付
　脇付とは、親展の反対の意味でもあり、「忙しい相手に直接お渡ししなくても御側の方・ご身辺の方まで」との意であるから秘書や事務員が開封してもよい文書ですという意味で使用されます。
　宛名の左下にやや小さめの文字で書きます。

　　　　一般　　　→　机下、貴下、案下（あんか）等
　　　　丁寧な場合　→　侍史（じし）、玉机下（玉机下）、
　　　　　　　　　　　　台下（だいか）等

【ポイント】
　医療機関で上記を使用する場合は、より注意が必要です。
　医師や歯科医師が開封しないことを想定して、差出人より受取人が先輩である場合は、「侍史」に御をつけて「御侍史」、後輩の場合は、「机下」に御をつけて「御机下」、そして不明の場合は「侍史」がよいでしょう。

文書の折り方

　通常のビジネス文書はＡ４用紙を用いますので、封筒には文面を内側にして３つに折り曲げて入れます。

　医療機関の職員として、こうしたマナーはしっかりと身につけておく必要があります。

　下記のように折って封筒に入れて送ると、相手方が開けやすく好感がもたれます。

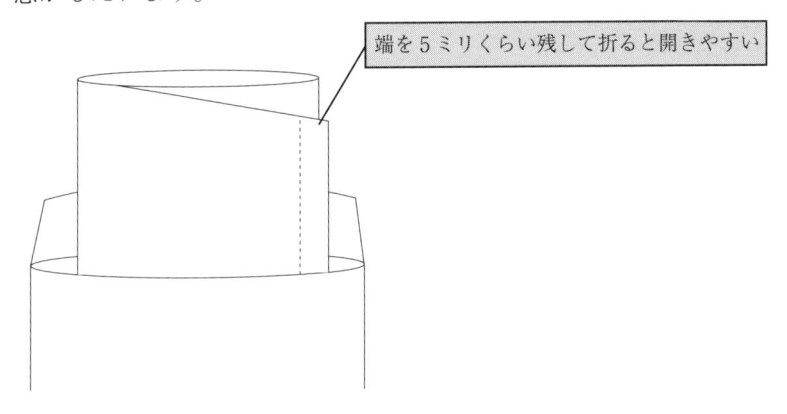

端を５ミリくらい残して折ると開きやすい

知っておくと便利な封筒の種類

白　封　筒	あいさつやお祝い事など、相手に誠意をもって書く文書を送る時に使用
茶　封　筒	資料や請求書など、業務的に使う書類を送る時に使用
定型外封筒	大きい本や折り曲げてはならないような書類を送る時に使用

見本書式

医療機関宛ての封書

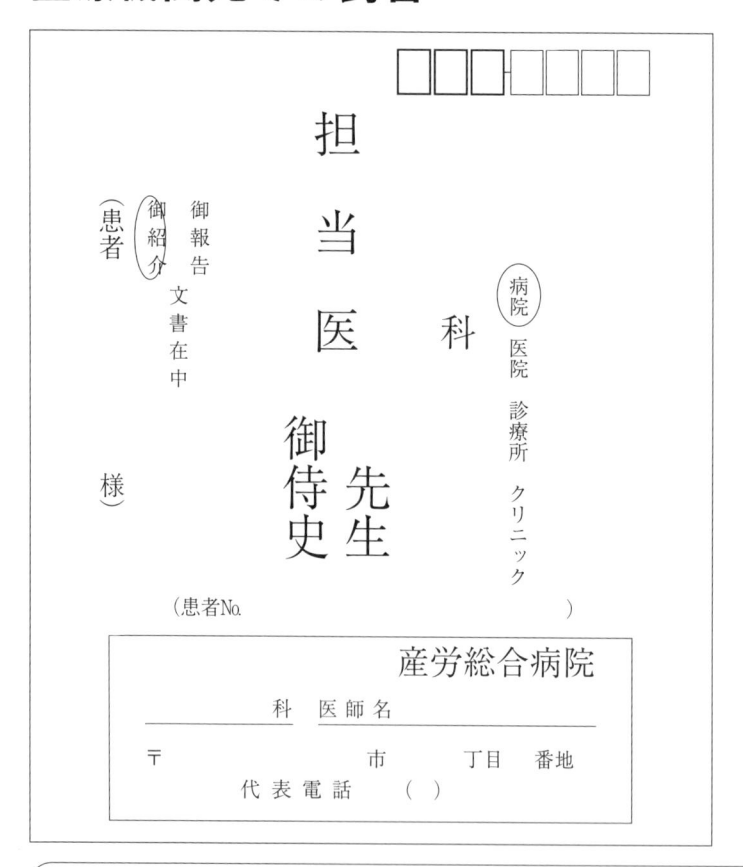

```
□□□-□□□□

         担
         当
   御  御 医
 （ 報 紹
 患 告 介         科          病
 者 文 ）                     院
 　 書                        　
 　 在                        医
 　 中          御 先          院
                侍 生          　
                史             診
                               療
                               所
                               　
 　                            ク
 様                            リ
 ）                            ニ
                               ッ
                               ク

        （患者No.　　　　　　　　　）
    ┌─────────────────────────────┐
    │         産労総合病院          │
    │   科  医 師 名                │
    │ 〒     市    丁目   番地      │
    │    代 表 電 話  （  ）        │
    └─────────────────────────────┘
```

脇付の「御侍史・御机下」の使い方に注意しましょう！！
この場合、御侍史はあまりにも失礼です。
御侍史は、目上の人に送るときのみ使います。
印刷のあるものは、**事務員間で開封可能**の文書と考えられますので、「御机下」です。

第2章　実際の医療現場におけるビジネス文書実例

12　保険証の確認に関する文書

　患者さまが状況によって移動できない場合もあるので、お伺いをするためのお願い文書です。

見本書式①

お願い－1

```
                                    平成　年　月　日
                    お願い
　今月保険証の確認をさせていただききますので、次回○○に
保険証一式お持ちください。
　事務の者が確認に伺いますのでよろしくお願いいたします。
                            産労クリニック事務
```

ポイント
①口頭だけでは忘れられてしまうこともあるので、小さなメモでお願いをする
②担当者がお伺いするという文にするとより親切です

見本書式②

お願い－2

```
                患者さんにお願い
　毎月、月初めとなりましたら保険証を1階受付まで
　ご提示ください。よろしくお願いします。

                    産労総合病院
```

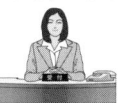

ポイント
メモだけでなく、絵を入れて、ソフトなイメージでお願いするのもいいでしょう

毎月一回、保険証を確認していると思いますが、提示を怠っている患者への警告文書です。

見本書式③

保険証をお忘れになった方へ

保険証をお忘れになった方へ

・保険証は、必ず<u>月1回</u>計算窓口にて、確認させていただいております。
・最終来院月（最後に保険証を確認させていただいた月）より3カ月経過してしまい保険証の提示がない場合は<u>自費</u>で計算させていただきます。
・自費でおかかりになった場合、<u>当月内</u>に保険証をお持ちになりませんと当院では、保険診療に切り換えることができなくなりますので、ご注意ください。
・保険診療に切り換える際には、自費でお支払いになりました領収書と保険証を会計窓口〇番に<u>必ず当月内</u>にお持ちください。
　※下記に該当される方は、よくご自身の保険証をご確認のうえ持参ください。

　　　　〇70～74歳までの年齢の方は、前期高齢者医療証。
　　　　〇75歳以上〜の年齢の方は後期高齢者医療証。
　　　　〇乳幼児の方は（○○県のみ）、保険証と乳幼児医療証。
　　　　〇公費を所持されている方は、受給票と保険証。ただし、公費は診療病名により使用できない場合があります。

　　　　　　　　　　　　　　　　　　　　　　月　　　　日
　　　医事課　　担当_____
　　　　　　　　　　　　　　　産労総合病院
　　　　　　　　　　　　　　　内線

ポイント
①保険診療ができなくなる旨を伝えます
②自費精算になってしまった患者には、その後の対処の仕方をより丁寧にお知らせできるようにしましょう

第2章　実際の医療現場におけるビジネス文書実例

　個人情報保護法施行後は、患者の同意がない保険証のコピーは禁じられています。
　医事システムの関係で、旧カナや旧漢字が取り込めない場合は、同意を得てからコピーをします。

見本書式④

保険証写しに関する同意書

保険証写しに関する同意書

　氏名が旧漢字などのため、コンピューターに漢字登録ができず、やむを得ずカタカナ登録となります。
　つきましては、旧漢字で表示されている保険証の写しを保管させていただきたく同意をお願いします。

医事課

上記同意いたします。
　　　平成　　　年　　　月　　　日　　氏名＿＿＿＿＿＿＿＿
コピー場所　　　　　　　　　　　ID　　　－　　　－

（コピー貼付欄）

※コピー後スキャン取り込み（原本保管）

|ポイント|

自院のシステム上、患者の氏名が正式に登録できず診療録等に印字されないため、お願いをして同意をいただく文書です。丁寧な文で作成します

13　お知らせ文書

　請求書をそのままお渡しするのではなく、小さなメモをつけ心配りをしましょう。

見本書式①

入院中の患者宛て、入院費用のお知らせ文書

＿＿＿＿＿＿＿＿＿＿＿＿＿様の入院費につきまして、別紙のとおりとなっておりますので、ご連絡申し上げます。
よろしくお願いいたします。

　　　　　　　　　　　　　　　　　　産労総合病院　入院会計係

あくまで丁寧に！！

入院患者に宛てた定期請求書発行時の添付メモです。

見本書式②

お知らせメモ

――――――――――様

　――――――――――様の　月　日～　月　日分の入院費が――
――――円と確定いたしましたので、お知らせいたします。
　つきましては、別紙のとおりにお支払いいただきますようよろしくお願いいたします。

　　　　　　　　　　　　　　　　　　　　平成　年　月　日
　　　　　　　　　　　　　　　　　　　産労総合病院　事務部

> **短文で丁寧な文書にしましょう**

選定療養費、長期入院の患者さま宛て、180日を超えた場合のお知らせ文です。

見本書式③

180日超え入院に係る保険外併用療養費のお知らせの文書

　　_____様
　　　　　　　　　　　　　お知らせ
　すでに、新聞等でご承知のことと存じますが、平成14年3月の健康保険法の改定により、入院期間が180日を超えて入院する患者さんの自己負担が増えることになりました。
　つきましては、この　月　日より、通算の入院日数が1日につき下記の料金が加算されます。
　この措置は、病院への健康保険からの支払いを減らすことが目的です。患者さんのお支払いの負担が増え大変ですが、国の施策です。ご了承ください。
　　　　　　ご負担の増える金額（1日につき）　2,047円
　　　　　（入院基本料10：1を基準としています）
※　この増えた分は、高額療養費制度の対象とはなりません。

|ポイント|
患者は、健康保険法改正などの詳細は熟知していないので、説明を細かく、そして丁寧な文章にしましょう

第2章 実際の医療現場におけるビジネス文書実例

　救急患者の受診案内、直接来院する患者が多いので、事前に救急外来での対応をお知らせする文書です。

　初診時に患者にお渡しする文書「外来のご案内」に添付、インフォメーション、各診療科受付に置いて、患者に啓蒙しましょう。

見本書式④

救急外来の受診案内

救急外来のかかり方

　救急外来では、「救急車で搬送される患者さま」「緊急の治療が必要な患者さま」を診察しています。

救急外来の受付方法

1. 来院前に必ず電話連絡をお願いします ○○○-○○○-○○○○（代表） ⇒カルテ等の準備をします ＊直接来院いただいた場合、各診療科の専門医が不在、または手術・緊急処置で対応できないことがありますので、必ず電話連絡をお願いいたします	看護師が対応しますので次のことをお話ください ①症状（いつからどのような症状があるか） ②診察券の登録番号（受診歴のある方） ③氏名（診察を受けられる患者さまのお名前） ④生年月日 ⇒症状から看護師が適切な対応をお話します （適切な診療科・応急処置・救急車の利用など） ⇒医師に診察可能かどうか問い合わせをします 他院で治療中の患者さまは内服中のお薬またはお薬手帳を準備してください （小児科受診の方は、お子さまの状況をよくご存じの方が一緒に御来院ください）
2. 救急外来受付にお越しください （病院正面左側入り口）	➢ 健康保険証・診察券を忘れずにお持ちください ➢ 初診の患者さま⇒診察申し込み書の記入をお願いします ➢ 再診の患者さま⇒診察希望科を申し出てください
3. 診察	➢ 受け付けした順番に診察をいたしますが、診療科により順番は異なりますのでご了承ください ➢ 患者さまの症状により順番が変わることがございますのでご了承ください ➢ 当日は緊急に必要な検査・治療を行います
4. お会計をします	➢ 救急外来では概算金額で診察代をいただきます ➢ 「預かり書」をお渡ししますので、後日会計窓口（正面玄関エントランスホール）で過不足の精算をお願いいたします ＊精算は時間内にお願いいたします（平日9：00～17：00）
5. お薬	お薬を処方された方は、会計後、受付左廊下先の夜間薬窓口でお受け取りください

救急外来

14　医療費請求に関する文書

患者からの入院費の振込希望のお願いです。
振込された場合に、事務作業が容易になるので記載をお願いする。

見本書式①

振込支払いのお願い

――――――――――――――――――――――――――――――
　　　　　　入院費のお支払を振込みにてご希望される方へ
● 下記の振込申込書にご記入の上、請求書（ピンク色のＡ５用紙）と一緒に
　 １階の受付までお持ちください
● 請求書の金額を下記口座までお振込み願います
● 請求書が複数ある場合は合計金額をお振込みください
● 振込名義は患者氏名でお願いします
● 振込み手数料はご負担願います
● 領収書の発行は振込みを確認次第発行させていただきます
※お支払を振込みにする場合は毎回必ず事務までご一報ください

　┌──────────────────────────┐
　│ 金融機関名　　　　　　　銀行　　　　支店　　　　│
　│ 口座番号　　普通　　　　　　　　　　　　　　　　│
　│   │
　│ 口座名義   │
　└──────────────────────────┘
　　　　　　　　　　　　　　　　　〒　　－
　　　　　　　　　　　　　　　　　　産労総合病院

――――――――――――― キリトリ ―――――――――――――

| 入院費振込支払い申込書 |

　　私、＿＿＿＿＿＿＿は
　　入院期間　　年　月　　日～　　年　月　　日分の入院費を
　　振込みにて支払います。　　　　　　　　　※職員使用欄

　※退院時会計のみ記入
　　　領収書の送付先
　　　〒　　－
　　　電話　　　－　　－
　　　宛名
　　　　　　　　　　　　　　　　　　様

　　　　　　　　　　　　　　　| 受付 |　　|
　　　　　　　　　　　　　　　| 発行 |　　|

ポイント
①患者・家族が分かりやすいように、箇条書きにします
②振込後の処理（領収書の送付など）も明記します

第2章　実際の医療現場におけるビジネス文書実例

患者（家族）宛てのお支払のお願いです。

見本書式②

入院費のお支払いのお願い

```
入院費のお支払について
●平成　年　月　日～平成　年　月　日の入院費は下記のとおりです
　　　合計請求額　　　　　　　　　　　円
　　※別紙請求書をご確認のうえ、下記の方法にてお支払願います
　　※本状と行き違いにお支払い済みの場合はご容赦くださいませ
●お支払い方法
　○振込払い
　　下記の口座までお振込み願います
　　振込名義は患者氏名でお願いします
　　振り込み手数料はご負担願います
　┌─────────────────────────┐
　│金融機関名　　　　　　銀行　　　支店 │
　│口座番号　　　普通　　　　　　　　　 │
　│　　　　　　　　　　　　　　　　　　 │
　│口座名義　　　　　　　　　　　　　　 │
　└─────────────────────────┘
　　※お支払を振込みにする場合はご一報いただけると幸いです
　○現金書留
　　下記の宛先まで現金書留にて郵送願います
　┌─────────────────────────┐
　│〒　　　　　　　　　　　　　　　　　 │
　│　東京都　　　　　　　　　　　　　　 │
　│　　　　－　　－　　　　　　　　　　 │
　│　　　　　病院　入院会計係　　　　　 │
　└─────────────────────────┘
　　※お手元に請求書（ピンク色Ａ５紙）をお持ちの場合は同封に
　　　てご郵送ください
　○来院払い
　　産労総合病院の受付窓口にて承ります
　　支払受付時間９：００～16：30
　　　　月～土曜日（祝祭日を除く）
　　※お手元に請求書（ピンク色Ａ５紙）をお持ちの場合は来院時
　　　にお持ちください
　　　　問合せ先：産労総合病院　入院会計係　　　－　　－
```

ポイント

①請求金額・請求期間は、ひと目で分かるようにしましょう
②お支払方法は、振込払い　→　現金書留　→　来院支払い等
　当院の管理しやすい方法から順番に並べましょう

入院費を振込で受領し、その領収書を患者宛て郵送する文書。

見本書式③

領収書送付の文書

＿＿＿＿＿＿＿＿＿＿＿＿様

この度は、＿＿＿＿＿＿＿＿＿＿＿様の入院費のお振込みをいただきありがとうございました。　月　日付にて、入金を確認いたしましたので同封にて領収書を送付させていただきます。
ご査収の程、よろしくお願いいたします。

平成　年　月　日
産労総合病院　事務部

ポイント
①振込いただいたお手数を感謝する文章にしましょう
②受領日時を相手にきちんと伝える文章にしましょう

診療費のご精算のお願いです。患者側に何らかの事情があり、支払えなかったと解釈し、送付します。

見本書式④

診療費の督促状

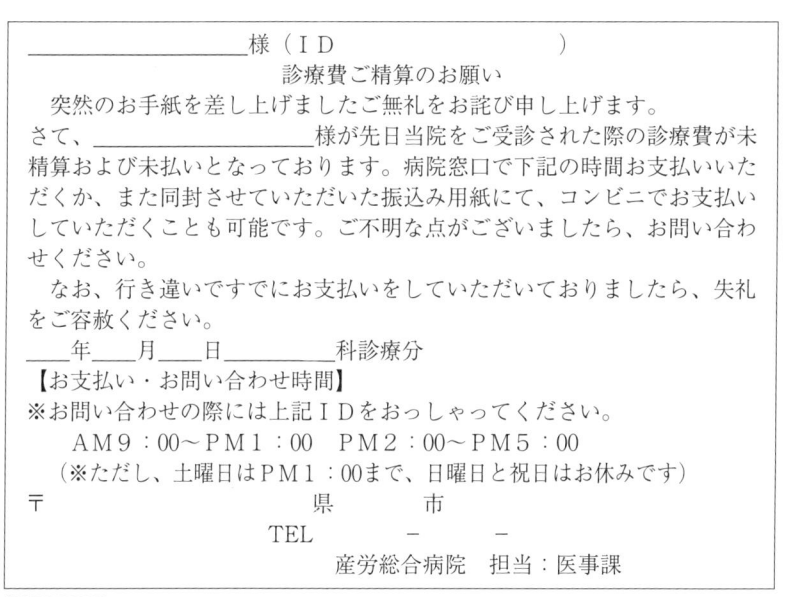

```
_____様（ＩＤ　　　　　　　　　）
              診療費ご精算のお願い
  突然のお手紙を差し上げましたご無礼をお詫び申し上げます。
  さて、_____様が先日当院をご受診された際の診療費が未
精算および未払いとなっております。病院窓口で下記の時間お支払いいた
だくか、また同封させていただいた振込み用紙にて、コンビニでお支払い
していただくことも可能です。ご不明な点がございましたら、お問い合わ
せください。
  なお、行き違いですでにお支払いをしていただいておりましたら、失礼
をご容赦ください。
___年___月___日_____科診療分
【お支払い・お問い合わせ時間】
※お問い合わせの際には上記ＩＤをおっしゃってください。
    ＡＭ９：００〜ＰＭ１：００　ＰＭ２：００〜ＰＭ５：００
    （※ただし、土曜日はＰＭ１：００まで、日曜日と祝日はお休みです）
〒              県     市
           ＴＥＬ     －     －
                   産労総合病院　担当：医事課
```

ポイント
①初回に出す督促文書は、やさしく、丁寧な言葉で督促をしましょう
②来院できない場合も考えられるので、銀行振込みやコンビニでの支払いも可能である旨をお知らせすると、選択肢が増えて支払いしやすくなります

> 督促文書は、２回目・３回目になるにつれ、事務的にします

15　交通事故関連等の文書

　主に保険会社（交通事故の患者の直接請求時）保険会社に請求、入院患者の他院受診時に用いている請求書です。

見本書式①

請求書

請求書		平成　年　月　日
	〒	県　市 産労総合病院 病院長 電話：

下記のとおりご請求申し上げます。

今回ご請求額		課長	係長	係

日付	内容	金額
○/○	様　外来診療費	

《ご連絡事項》

《お振込先》
　　銀行　　支店　　普通預金　No.
　　お手数ですが、振込み代金は患者さまの負担にてお願いします。

ポイント
①一般企業等で使用されている書式で、事務的に請求するときに使用します
②請求額がいちばん見やすく、分かりやすいように作成しましょう

交通事故・列車、乗合バスでの転倒事故等第三者が、患者の治療費を支払う場合に使用します。

主に損保会社との確認に用い、原則、全額自費診療の患者の治療費のみ受け付けます。

見本書式②

患者医療費直接請求申込書兼支払確認書

```
                患者医療費直接請求申込書兼支払確認書
    患者氏名_____      男 ・ 女
    生年月日_____年_____月_____日
    診療科_____科 （ 入院 ・ 外来 ）
    上記患者に対して発生した医療費の請求に対し、速やかに下記の者が請求者
    産労総合病院に請求額を支払うことを、お約束いたします。なお、支払の著
    しい延滞、保険点数の10倍＋消費税、室料差額（当院規定）等に対し異議申
    し立ていたしません。
    支払者_____
    担当者_____
    請求者送付先_____
    電話_____
------------------------------------------------
                    病院側記入欄
    患者番号_____
    申込および確認日_____
    直接請求開始_____
    受付者_____
    ＊原則として入院、○○区分使用の患者のみ
    ＊健康保険等保険併用の場合は受け付けない
                                            〒
                                              県      市
                                              産労総合病院
                                                  （内線     ）
                                            担当者  医事課管理係
```

> ポイント

①主に企業との確認に用いるので、ビジネス文書形式でよい
②請求後診療費の内容の問い合わせや価格交渉になる場合があるので、文面は、細かくチェックしましょう

自賠責保険を使用する患者すべてに記載してもらう書類。

患者には、この書類を記入いただくことにより、下記の2点の承認を得る目的で使用。

Point① 当院で定められた料金を支払っていただくこと。
Point② その請求金額に消費税が加算されていないこと。

見本書式③

自動車損害賠償責任保険療養患者記録簿

```
              自動車損害賠償責任保険療養患者記録簿
患者記入欄
患者氏名                                    男・女
生年月日（明・大・昭・平）    年    月    日    歳
患者住所
    電話    （    ）
事故発生年月日    年    月    日
事故発生時間　（午前・午後）    時    分頃
事故発生場所
（警察等問い合わせ時に、場所が特定できるように記入してください）
記入欄のすべてに記載なき場合、課税対象となります。
また自己申告不備により発生した税額のため加害者に対して請求することはできません。

病院職員記入欄
患者コード                受付年月日    年    月    日
医事受付者

備考欄
```

ポイント
交通事故等の患者は、治療費の支払いでトラブルになることがあるので、必ず承諾書をいただくようにしましょう

> **病院は加害者ではありませんが、治療費を巡ってのトラブルになることがあります**

第三者行為（夫婦喧嘩など）での、保険証使用の場合に記入いただく書類です。

交通事故で受診の患者の保険証使用の場合も記入していただきます。

見本書式④

第三者行為患者保険使用確認書

第三者行為患者保険使用確認書

患者氏名 _____ 男・女
発生区分　　　交通事故、傷害、その他
生年月日　　　　年　　　月　　　日
発生月日　　　　年　　　月　　　日
受診科目 _____ 科
　　　　 _____ 科
　　　　 _____ 科
　　　　 _____ 科
受信開始　　　　年　　　月　　　日
保険者番号 _____
記号・番号 _____
保険者名称 _____
確認・連絡　　有（　年　月　日、電話・文書）・無
　　　　担当者 _____
保険証提示　　　年　　　月　　　日
適用開始日　　　年　　　月　　　日
病院受付者 _____
なお、保険証使用の場合、自賠用明細書は発行いたしません。

ポイント
①患者に記入していただく
②保険証の使用を許可した国民健康保険課・健保組合の担当者名を記入していただく

16　警察署等宛て文書

　診療録等の開示依頼時の見積書です。ほとんどの場合、見積書と請求書を作成します。

見本書式①

見積書

　　　　　　　　　　　　　　　　　　　平成　　年　　月　　日
　　　　　警察署長
　　司法警察員　警視　　　　　殿

　　　　　　　　　　　　　　　　　県
　　　　　　　　　　　　　　産労総合病院
　　　　　　　　　　　　　　　病　院　長

　　　　　　　　　　見　積　書

　　　　　　　金　　　　　円也

　　　　　　第　　号の文書料（消費税　　円含む）
　　　　　　として上記金額を請求します。

ポイント

官公庁は、決められた書式があります。書式は、指示に従いましょう

第2章　実際の医療現場におけるビジネス文書実例

　診療録等の開示依頼時の請求書です。ほとんどの場合、見積書と請求書を作成します。
　自院への振込依頼も兼ねます。

見本書式②

請求書

```
　　　　　　　　　　　　　　　　　　　　平成　　年　　月　　日
　　　警察署長
司法警察員　警視　　　　　殿
　　　　　　　　　　　　　　　県　　　市
　　　　　　　　　　　　　　産労総合病院
　　　　　　　　　　　　　　　　病　院　長


　　　　　　　　　　　請　　求　　書


　　　　　　　　　　金　　　　　円也


　　　第　　　号の文書料（消費税　　　円含む）
　　　として上記金額を請求します。


　＊銀行振込は、下記銀行口座へお願いいたします。
　　　　銀行名　　銀行　　　　支店
　　　　口座No　（普）　No.
　　　　口座名　産労総合病院

　　　　　　　理事長
```

17　診療録開示に関する文書

　自書で、本人に記入してもらいます。本人確認は、パスポート・運転免許証・保険証等々でしましょう。

見本書式①

診療録開示（本人用）

	診療録等開示申請書（本人用）		年　月　日
	様		
	申請者	患者番号 住所 氏名 電話番号	
以下のとおり申請します。			
1．申請に係る診療情報 　内容・提供の区分		ア・閲覧	イ・謄写
	診療録	要・不要	要・不要
	看護記録	要・不要	要・不要
	検査記録	要・不要	要・不要
	その他（具体的に）		
	．	要・不要	要・不要
	．	要・不要	要・不要
	．	要・不要	要・不要
	ウ・要約書の交付	要・不要	
	ア・イ・ウに併せて口頭での説明	要・不要	
2．診療科および受診期 　間(開示を求める期間)	診療科	受診期間	
	科	年　　月～	年　　月分
	科	年　　月～	年　　月分
	科	年　　月～	年　　月分
※ 　　備考			
※事務局（医事課）処理欄 　申請者本人確認欄 　（受付担当者　　　　）			

（注）※欄には、記入しないでください。

> 代理申請を避けるため、本人確認後、本人の申し出と当院の受診記録（診療科・日時）が合致していることを確認することも必要です

第2章 実際の医療現場におけるビジネス文書実例

本人死亡後、親族・成年後見人等の申請に使用します。

個人情報保護法施行後、記載もれがあるなど不備の場合は、受け付けません。

見本書式②

診療録等開示申請書（本人以外用）

診療録等開示申請書（本人以外用）			年　月　日
様　　申請者	住所　氏名　電話番号		
以下のとおり申請します。			
1. 申請に係る診療情報内容・提供の区分		ア．閲覧	イ．謄写
	診療録 看護記録 検査記録 その他（具体的に） ……	要・不要 要・不要 要・不要 要・不要	要・不要 要・不要 要・不要 要・不要
	ウ．要約書の交付		要・不要
	ア・イ・ウに併せて口頭での説明		要・不要
2. 診療科および受診期間（開示を求める期間）	診療科	受診期間	
	科 科 科	年　月～年　月分 年　月～年　月分 年　月～年　月分	
3. 患者本人の氏名等	患者本人の氏名 患者本人の生年月日 患者本人の住所 患者本人の電話番号 患者番号		
4. 患者本人との関係等	患者本人の状況	1. 入院中　2. 通院中　3. 死亡	
	患者本人との関係	1. 親族→続柄（　　） 2. 親族に準ずる者 3. 法定代理人	
	診療情報の提供に関する患者本人からの指名について	1. 指名あり　2. 指名なし	
	患者本人への実質的なケアについて	1. 行っている　2. 行っていない	
5. 患者本人の病状 患者の発病の時期、最近の病状等詳しくお書きください			

※　　　　備考			
※事務局(医事課)処理欄 受付担当者 （　　　　　）	申請者本人確認欄	運転免許証・旅券 その他（　）	
	申請者資格確認欄	親族等	戸籍謄本・公証役場の証明書 その他（　）
		法定代理人	家庭裁判所の証明書 その他（　）

（注）※欄には、記入しないでください。

ポイント
①親族の場合、戸籍謄本、公証役場の証明を提出してもらいます
②成年後見人の場合は、家庭裁判所の証明書が必要です

> 本人死亡後の依頼は、家族間の遺産相続のトラブルに巻き込まれる場合がありますので、慎重に対処すべきです

95

18　申込書に関する文書

　申込とは意思・希望・要求を相手に伝える手続きになります。
　病院の機能によって必要事項は異なってくると思いますが、患者側の意思・希望・要求で病院側へ手続きをするというスタンスは共通事項です。
　申込書には「誰が何を求めているのか」「何をどのくらい欲しいのか」「いくらかかるのか」など、必要に応じて５Ｗ１Ｈを明記することが重要になります。
　また、病院控えと患者控えがあると後々のトラブルを回避するのに役立つので複写式が便利です。
　次に、医療機関の代表的な申込書を何例かあげるので参考にしてください。

第2章　実際の医療現場におけるビジネス文書実例

① 入院申込書

　後々、患者側と医療機関側の間に問題が生じた際に重要な役割を果たす書類です。
　入院申込書には大きく分けて3つの目的を兼ねさせていることが多いです。

1. 患者が医師からの説明を理解し自分の意思で入院を希望するということを確認する。
2. 患者が治療を目的として入院し、入院中は病院の諸規則に従うということを誓約する。
3. 入院費の支払いにあたり保証人を立ててもらうという目的。

　このため、入院証書・入院誓約書・入院保証書を含めて入院申込書と呼ばれていることがほとんどです。

Point①　理解を誘導するようにする
　患者や保証人が内容を理解したうえで、署名（捺印）できるようにしましょう。
Point②　複写用紙で後のトラブルを回避
　内容を相互に把握するために、患者控えと病院控え用に複写式に作成すると便利です。
Point③　病院の機能に合わせて必要事項を盛り込む
　必ずしも入院証書・入院誓約書・入院保証書が一緒になっている必要はありません。病院の運用に応じて使い分けてください。

見本書式

入院申込書

〈病院記載欄〉

患者番号		科	病棟	入院年月日
		科	東・西・北	年　月　日
保険区分	保険確認日	保証金	保証金預かり日	受付担当者
	年　月　日		年　月　日	

入　院　申　込　書

産労総合病院　様

下記の事項を守ることに同意し、入院を申し込みいたします。①
　1．病院諸規則、指示を守ります（「入院のご案内」（別紙）をお読みください）。②
　2．入院料、その他諸料金は、規定どおりに支払います。③

患者	フリガナ		職業	
	氏　名			
	性　別	男・女　生年月日　明・大・昭・平　年　月　日		
	現住所	〒　　－		④
	現住所の電話番号	（　　）	自宅以外の連絡先（携帯・勤務先など）	（　　）

患者の身元に関する事項（診療費滞納時の代理納付を含む）についてお引き受けいたします。

身元引受人	フリガナ		患者との続柄	
	氏　名		職　業	
	生年月日	明・大・昭・平　年　月　日		
	現住所	〒　　－	電話	（　　）

◎患者さまの入院歴について　確認のお願い
　　これまでの入院歴について正しく申告されませんと、入院料の一部が後で自己負担になることがありますので、必ずご記入ください。なお、他の医療機関を含め180日を越えて入院の患者さまは特定療養費として、一部負担金をお支払いいただく場合があります。

1．貴方は今回入院の前3カ月間で、当院で入院していたことがありますか？
　《　はい　　　いいえ　》
2．貴方は今回入院の前3カ月間で、他院で入院していたことがありますか？
　《　はい　　　いいえ　》→《はい》の方は以下の記入をお願いいたします。
　　　　　　　　※ただし、前回の入院先で退院時に「退院証明書」を受け取っている方は、入院手続き時にご提出ください。その場合、以下の記入は必要ありません。
　　・前回入院先の医療機関名［　　　　　　］電話（　　）
　　・前回の入院期間　　　　年　月　日　～　年　月　日
　　・入院となった主な傷病名［　　　　　　　　　　　］

ポイント
①患者の意思で入院をすることを明確に表現する
②治療目的として入院し病院諸規則に従うという誓約であることを明記
③病院諸規則が書ききれない場合は「別紙」にしても構いません（患者が内容を理解したうえで署名できるようにします）
④未払いが生じたときを踏まえ、携帯電話等の連絡を複数聞いておくと後々役立ちます

② 特別室入室希望申込書

　患者側の意思で特別な環境（特別室）を利用する代価として、病院の定める料金の支払いを約束するための書類です。
　「差額別途入室申込書」「個室入室申込書」などと呼ぶこともあります。
　あくまでも特別室の利用は患者側の希望が前提となっているので、「同意書」や「承諾書」というタイトルは不適切です。また、患者側の控えとして複写を渡しておくとよいでしょう。
　また、医療機関は患者側へ特別室の概要や差額料金の説明を行い、十分に納得してもらったうえで申込書を記入してもらわなければなりません。

見本書式

特別室入室希望申込書

　　　　　　　　　特別室入室希望申込書

産労総合病院　様

　私はこの度の入院に当たり、下記の特別室に入室したく申し込みいたします。つきましては、説明を受けました特別室利用料金を支払うことを承諾いたします。

　　　　　　　　　　　　記

入院患者氏名	歳　　月
入　室　日	平成　　年　月　日
病　　　棟	階　病棟　　　号室
室　　　料	一日につき　　　　　　　　　円 　　②　　　　　　　　　　　①

　　　　　　　　　　　　　　　　年　　月　　日

本人、保護者
または保証人　氏　名　　　　　　　　　　　　㊞

---

③※利用開始日と終了日は入退室の時間にかかわらず１日分として計算します。

ポイント
①トラブルを防ぐために差額料金は明確に記載する
②トラブルで多いのは１泊２日の料金と勘違いされることです。１日の料金であることを明記しておきましょう
③特別室への入退室のどのタイミングで料金が発生するのかを明記する

> あくまでも、特別室の利用は患者側の希望で行われるものでなくてはなりません

③　各種証明書等申込用紙

　患者側から各種証明書や診断書の作成を依頼された時に記入してもらう書類で、申込書や預り証・引換券を兼ね備えている書式もあります。
　各種の文書は個人情報を含んでおり、取り違えなどは絶対にあってはなりません。例え家族であっても申込者と違う人物に渡してしまうとトラブルにつながることもあります。
　文書を受け渡した日付、申し込んだ依頼者、文書の種類などを正確に記録しておくことをお勧めします。
　また、文書料金がかかる場合は支払が済んでいるかどうか分かるようにしておくと、患者側に不快な思いをさせずに済みます。

見本書式

各種証明書申込用紙

```
                    各種証明書申込用紙
┌─────────────────────────────────────────────┐
│ ┌──────────┐                                │ ①
│ │          │          ┌──────────────────┐  │
│ │          │          │ 申込日            │  │
│ └──────────┘          │ 平成  年  月  日  │  │
│                       └──────────────────┘  │
│ ┌──────────────┐ ※枠内をご記入ください。     │
│ │昼間のご連絡先│                            │
│ └──────────────┘                            │
│ ふりがな                    │続柄            │
│ 氏名                        │                │
│                        様   │                │
│ 住所(〒   －     )                           │
│ 電話①(自宅・携帯・勤務先・その他) 電話②(自宅・携帯・勤務先・その他)│
├─────────────────────────────────────────────┤ ②
│ ┌────────────┐ ※枠内をご記入ください。       │
│ │ 証 明 内 容 │                              │
│ └────────────┘                              │
│ ①___科(入院・外来)主治医__医師 年月日～年月日│
│ ②___科(入院・外来)主治医__医師 年月日～年月日│
│ ③___科(入院・外来)主治医__医師 年月日～年月日│
│ ④___科(入院・外来)主治医__医師 年月日～年月日│
├─────────────────────────────────────────────┤ ③
│ ※病院使用欄(記入しないでください)            │
│ □ 保険会社診断書  6,300円 (    通)  備考    │
│ □ 臨床調査個人票  3,150円 (    通)          │
│ □ 自賠責診断書    6,300円 (    通)          │
│ □ 自賠責明細書    1,050円 (    通)          │
│ □ 領収証明書        525円 (    通)          │
│ □ その他の証明書  規定料金(    通)          │
│ 合計      │請求         │受付    │連絡      │
│     通    │       円    │        │          │
│          産労総合病院      2011.○○ 医事課管理係│
└─────────────────────────────────────────────┘
```

ポイント
①申込日は預かってからどれくらいお待たせしているかの指針になります
②就業時間内に連絡の取れる連絡先を聞いておきましょう
③トラブルの元となるので入院期間は正確に記載してもらいましょう

> 患者の希望を医師に伝える重要な書類です。
> 必要事項に漏れのないようにフォーマットを作成しましょう

④ 診療申込書（英文）

　日本人には外国人の名字と名前の区別がつきづらいですし、日本と同じように姓名の順で読み上げる国もあるので、姓と名、ミドルネームを判断できる書式がよいでしょう。レセプトコンピューターに入力する際も、姓名の順番確認は重要です。
　また、外国人が来院した際は保険証を持っているのかどうかが気になるため、申込書に確認欄があると便利です。

見本書式

英文の診療申込書

Sanrou General Hospital				Date / /	
Sur name	Middle name	First name ①		01.Internal Medicine	
		Male / Female		02.Psychiatry/Neurology	
Nationality	Age	Date of Birth / / ②		03.Gastroenterology	
Current Address	〒 － ③			04.Cardiology	
				05.Pedeatrics	
				06.Surgery	
				07.Orthopedics	
				08.Neurosurgery	
				09.Dermatology	
Telephone Number	home			10.Urology	
	Mobile Phone			11.Obstetrics&Gynecology	作　成
	other			12.Ophtalmology	
a letter of introduction	From: Non	④		13.Ear, Nose&Throat	
				14.Radiology	確　認
				15.Dentistry/Oral&Maxillofacial surgery	
				21.Reproduction center	
Application Form for Foreigner's ⑤				23.Rehabilitation	返　却
If you have a health insurance card, please attach to form.				28.Cardiovascular surgery	
				29.Plastic Surgery	

ポイント

①Sur name（family name, last name）：名字、Middle name：ミドルネーム、First name（given name）：名前が分かるようにしましょう。
②Nationality（国籍）、Age（年令）、Date of birth（生年月日）
③Current Address（現住所）
④A letter of introduction（紹介状の有無）
⑤保険証を持っているかの確認欄（日本語訳）
　外国人のための申込書
　「もし健康保険証をお持ちでしたら、この用紙に添えて提出願います」

19　他の医療機関への受診

　診療報酬の請求上、医事課同士での情報共有が必要になることがあります。
　定められた必要な情報を的確に送ることが大切です。
　こちらからの依頼ですが、業務連絡の要素が強いので最低限のマナーを守っていれば堅苦しい言い回しは必要ないでしょう。むしろ、連絡事項が分かりやすく伝わることが大切です。
　また、診療報酬の請求には期限があるので早めの連絡を心がけましょう。

Point　掲載事項を確認する
　病院の規模や機能によって必要事項が異なることもあります。失礼のないように、掲載事項に漏れや間違いがないかを必ず確認しましょう。

第2章　実際の医療現場におけるビジネス文書実例

見本書式

他院受診

```
                              平成　　年　　月　　日
　_____
　医事課　御担当者様

① いつもお世話になっております。
　　平成　　年　　月　　日に貴院受診の
　　_____さん（　性　　年　　月　　日生）
　は現在当院に入院中の患者です。

②
　　・　入院医療機関名：産労総合病院
　　・　当該患者の算定する入院料：一般病棟10：1入院基本料
　　・　診療科：　　　　　科
　　・　受診理由：


　何かありましたら、下記までお問い合わせください。
　今後とも、よろしくお願いいたします。

                              ③
                              〒　　－
                                市　　－　　－
                                　　　－
                                　　　－
                              産労総合病院
                              事務部　　　　・
```

ポイント
①患者さんの取り違えがないように最低限の情報は載せましょう
②診療報酬の請求に必要な情報は確認のうえ漏れのないように
③もし不備があっても、相手先がすぐに連絡を取れるように問い合わせ先を書いておく

20 地域連携に関する文書

① 患者来院報告

　来院報告は他医より紹介をいただいた患者さんについて、ひとまず患者が来院した旨を先方へお知らせすることを目的としています。

　医師が検査などにより今後の治療方針等を先方へ報告する前の連絡となります。連携室やクラークなどが担当していることが多いようです。

　「先方の医師より紹介していただいた大切な患者さんを確かにお受けしましたよ」という報告になるので、礼儀的にはもちろん、先方を安心させるためにも迅速に返信をしましょう。

Point①　院外文書ですが、業務文書に属すると考えられます
　最低限のマナーは守り、前文・主文・末文の形式に添って作成しますが、分かりやすいことも大切です。

Point②　業務文書の中の報告になります
　報告は「迅速・正確」が原則です。この報告により、医療機関同士の連携がスムーズに行われ、患者サービスの向上につなげることを意識しましょう。

見本書式①

来院報告－1

```
                                        平成　年　月　日
クリニック
　　　先生御机下
①
┌─────────────────────────────────────┐
│　拝啓　時下ますますご隆盛のこととお慶び申し上げます。　　　　│
└─────────────────────────────────────┘
　　　　　　　　　　　　②
③ご紹介頂きました　患者　　様（昭和　年　月　日生）は、
平成　年　月　日に来院されました。取り急ぎご報告させていただ
きます。
　　なお、ご不明な点等ありましたら、当院「地域連携室」までご連絡
くださいますよう、お願い申し上げます。
④
┌─────────────────────────────────────┐
│　今後とも、さらなる連携を賜りますよう、よろしくお願い申し上げ│
│ます。　　　　　　　　　　　　　　　　　　　　　　　　　　　│
└─────────────────────────────────────┘
                                                    敬具

                    〒　－
                        県　　市　　区　　－
                                        産労総合病院
                電話　　－　　－　　（代表）内線
                        Fax　　－　　－
                    地域連携室　担当　　・　・
```

ポイント

①前文（頭語、あいさつ文（時候・慶賀・日頃のお礼など））。
②患者の生年月日を付記すると先方の同姓同名患者の取り違えを防げます
③先方は紹介した患者の経過を気にしているものです。来院日付は必ず入れましょう
④末文（あいさつ文「取り急ぎご連絡まで」）なども有効。結語も忘れずに

見本書式②

来院報告－2

```
〒    －
      県    市    区    －

   ○○病院
      御担当    先生御侍史
```

① 紹介患者様来院報告

　謹啓　時下ますますご清祥のこととお慶び申し上げます。当センターの運営につきましては日頃よりご指導、ご協力を賜り 厚く御礼申し上げます。
　さて、今般貴院からご紹介をいただきました　○○○○　様（昭和○○年○○月○○日生）につきましては、平成　年　月　日に来院され、②当センター循環器科を受診されました。
　取り急ぎ ③ご紹介の御礼、受診の報告とさせていただきます。

　　　　　　　　　　　　　　　　　　　　　　　　　　謹　白
　平成　年　月　日
　　　　　　〒　　－
　　　　　　　　　　　　　　　県　市　区　町　－
　Tel　　－　　－　　（代）Fax　　－　　－

　　　　　　　　　　　　　　　　　　　産労総合病院
　　　　　　　　　　　　　　　　　　　病診連携室

ポイント
①タイトルを打ち出すと用件が分かりやすくなります
②受診科や担当医を入れておくと先方も問い合わせがしやすくなります
③報告とともに日頃の感謝の気持ちを表します

> 来院報告は「早く・正確に」行いましょう

見本書式③

来院報告－3

① 〒

〒　　　－
産労総合病院
TEL　（　　）
FAX　（　　）
ご報告日　平成　年　月　日
診療科
担当医

　　　　　御中

患者氏名　：　　　　　　　様
② 当院ID番号　：

（お問い合わせの際にご利用ください）

初診年月日　：

　いつもお世話になっております。
　上記の患者さまをご紹介いただきありがとうございました。以下に治療経過をご報告申し上げます。

③

　今後ともよろしくお願い申し上げます。

ポイント
① 窓付き封筒を利用する場合は書面に住所を印字しておくと、宛名書きの手間が省けます
② ID番号（診察券番号）等を記載しておき、問い合わせの際に先方に利用してもらうと患者の取り違えがなくなります
③ 治療経過は医師が記載し個々に違うものですが、一度目を通し誤字脱字などがないか確認しましょう

　　報告とともに日頃の感謝の気持ちも込めましょう

②　連携願い

　医療機関における連携願いとは、患者さんを紹介してほしいというものと診療報酬の請求上で必要な医事課同士の情報交換などが代表的なものです。
　診療報酬の改定に伴う自院の経営方針の変更を伝えたり、新設科の普及など営業が目的なものや患者さんの受診をスムーズに行うためのものなどがあります。
　こちらかのお願いなので、礼儀正しく丁寧なことはもちろんですが、依頼内容の分かりやすい文書の作成が必要です。

Point①　丁寧な文章を
　こちらのお願いを聞いてもらう訳ですから、たとえ懇意にしている医療機関が相手であっても礼儀をわきまえて書きましょう。
Point②　依頼内容ははっきりと伝える
　お願いだからといって遠まわしな文章では依頼内容がきちんと伝わりません。依頼内容は具体的に書きましょう。
Point③　期日があるものは早めに送る
　実施日や回答期限があるもの、そして診療報酬の請求にかかわるものは失礼に当たらないよう、余裕を持って送付しましょう。

見本書式

連携願い

平成　年　月

ごあいさつ

産労総合病院
院長　○○○○

謹啓　平素より先生方には当院の診療活動にご協力いただきまして、衷心から御礼申し上げます。

① 平成21年度介護報酬改定では、ケアマネジャーによる患者の生活情報の提供など、在宅まで切れ目のない医療提供をしていく意図が感じられます。地域完結型の医療提供を実施するにあたり、今まで以上に医療機関の間での緊密な連携は必要不可欠となります。さらなる連携を推進するために当院をご利用いただければ大変有り難く存じます。

② さてこの度、外来診療担当表および診療情報提供書等の関連書類をお送りいたしますので、患者さんのご紹介等にご利用いただければ幸いです。

③ 最後になりましたが、先生方のますますのご健勝とご繁栄をお祈り申し上げます。

謹白

付記：診療情報提供書が足りなくなりましたら、
　　　ご一報ください。こちらから郵送申し上げます。
連絡先：地域連携室　（直通）　　－　　　－

> [!NOTE] ポイント
> ①依頼に至った背景を記載
> ②具体的な依頼内容
> ③さらに協力してもらえるような"だめ押し"の一言を

21　その他の文書

① 貸し借り

　病院では治療のために医療機器を患者さんに貸与することがあります。医療機器ですので使用方法を間違えれば重大な事故につながりかねません。また、有償での貸し出しの場合は支払いの約束もしなければなりません。安全に使ってもらうためにも費用の回収のためにも借用書が必要になります。

　また、医療機関同士での貸し借りの中で最も多いものは検査データではないでしょうか。患者さんの大切な個人情報をお借りする訳ですから、一筆添えると礼儀正しい印象になると思います。

Point①　療養上に必要である機器の貸与である事を明記
　治療に必要な機器であることを理解し借り受け、安全に使用することを約束しましょう。

Point②　支払い方法
　診療報酬の請求ルールは患者さんには理解しにくいことです。丁寧に説明しましょう。

見本書式①

貸し借り－1

　　　　　　酸素濃縮装置借用証書（在宅酸素療法）
　このたび在宅酸素療法に使用する酸素濃縮装置を借用するにつきましては、保険診療上の規則ならびに診療上指示されましたこと、および下記の事項を必ず守り貴院に決してご迷惑をかけないことをお約束いたします。
　　　　　　　　　　　　　記
　1．主治医の処方及び在宅酸素療法指示カードの指示に従って使用します。①
　2．来院予定日には必ず来院をして、診療を受けます。
　　　一カ月に一度、借用者の都合により、来院できなかった場合には、貸借料を実費にてお支払いします。
　　　（酸素装置のみ　￥71,200　酸素ボンベ使用　￥80,000）②
　3．不注意による本装置の破損及び故障については、実費弁償します。
　4．装置使用のための、電源工事、特殊な配管工事については、自らの責任において設置します。

③

装置名	機　種	ハイサンソ　TO-90-3L（〇〇株式会社）		
	琉　量		使　用　期　間	
	開　始　日		携帯ボンベ	要　・　否
借用者	氏　名			（男・女）
	生年月日			
	住　所			
	電話番号			

　　　　　　　　　　　　　　　　平成　　　年　　　月　　　日
産労総合病院長殿

④
借　用　者		印
医事課長	係　　長	係

ポイント

①指示に従うことを約束
②支払い方法を明記
③貸し出す機器の名称を明記
④借用の際は必ずサインと印鑑をもらいましょう

見本書式②

貸し借り－2

```
                    借　用　書
                                    平成　　年　　月　　日
産労総合病院長　殿
                        確認欄              担当者印
借受人　住所                 診療科名
　　　　氏名　　　　　　　印   患者番号
                          測定機器名
　私は、下記の事項を承知し借り受けます。 機器番号
                    記
```

① 1. この機器は、血糖自己測定に使用するものとし、使用方法等は担当医師の指示に従います。
　 2. 病院から貸与される血糖自己測定器1台を健康保険法により借り受けますが、健康保険法が改正され内容に変更が生じた場合は病院の指示に従います。
　 3. 次に該当するときは、借受物件を返却します。
　　　①病状の改善等により測定器を使用する必要がなくなった場合。
　　　②当院以外の医療機関において治療を受けることになった場合。
② 4. 故意または重大な過失により測定器を紛失または破損した場合は弁償の責任を負うものとします。

```
              血糖測定器貸与覚書（貸出証）
                                    平成　　年　　月　　日
　　　　　　　　様
　当院から血糖測定器を貸与いたします。以下の注意をお守りください。
```

③ 1. 在宅で行った血糖測定の結果を記録し、診察の時に医師へ提出してください。
　 2. 医師から、病状の改善等により測定器を使用する必要がないと指示を受けた場合は、血糖測定器の返却をお願いします。
　 3. 本院以外の医療機関で治療を受けることになる場合は、血糖測定器の返却をお願いします。
　 4. 故意または重大な過失により測定器を紛失または破損した場合は弁償していただくことになります。
　 5. 血糖測定器は健康保険法により病院からお貸ししますが、健康保険法の改正および内容変更が生じた場合は当院の指示に従ってください。

```
                        確認欄              担当者印
                          診療科名
                          患者番号
                          測定機器名
                          機器番号
                                        産労総合病院長
```

[ポイント]
① 治療の一環としての貸与であることを明記
② 弁償の責任を負うことを明記
③ 注意事項を書く

> あくまでも治療の一環であることを理解したうえで借用することを同意するようにしましょう

見本書式③

貸し借り－3

```
                                    平成　年　月　日
_____御中
　　　①
前略　この度は、レントゲンフィルムをお貸しいただきありがとうございました。
②　下記の患者のフィルムをお返し致します。
　本来ならば、早急にお返ししなければならないのですが、返却が遅れ、ご迷惑をおかけしましたことをお詫び申し上げます。
　　　　　　　　　　　　　　　　　　　　　　　　　　　草々
③
　　　　　　　　　　　　　　　記

　　　頭部ＣＴ　6枚
　　　胸部レントゲン　1枚
　　　　　　　　　　　　　　　　　　　　　　以上


                                        産労総合病院
　　　〒　－　　　　　　県　　市　　－　－
　　　　　　　　　　TEL：　　　－　　　－
　　　　　　　　　　FAX：　　　－　　　－
                                           3Ｆ病棟
```

ポイント
①大切な情報を貸してもらったことを感謝する
②もし、返却が少しでも遅れてしまったらその旨を書きましょう
③借用物の内容を明記しましょう

> 患者さんの個人情報をお借りしたのですから、感謝の気持ちを表しましょう

② 個人情報保護

入院時に配布、提出された患者のみ対応します。

見本書式

個人情報保護にかかわる承諾書

個人情報保護にかかわる承諾書

ご入院中の患者さまに関する個人情報のお取り扱いについて、下記項目で<u>不都合がある場合</u>には該当項目に〔○〕印を付けてその理由をご記入ください。　①

　患者氏名 _____
　　　〔　〕病室入り口の、お名前表示
　　　〔　〕お見舞い客へのご案内
　　　〔　〕外部からの電話取り次ぎ
　　　〔　〕入院しているか否かの問合せに対する回答

　理由

※ただし、ご家族、ご親族も含め、すべての方に対して同じ対応となります。一部の方だけをご案内したり、電話を取り次いだりといった対応はできません。　②

平成　　年　　月　　日
ご署名 _____

（病院記載欄）
　　ＩＤ　　　　　　　　　｜　受付担当者
　　病棟　　　　　　　　　｜　備考
　　部屋番号　　　　　　　｜

ポイント
①患者の希望を伺う文書であるから、患者の意思に従うような文面にしましょう
②当院でのできる範囲をきちんとお知らせしましょう

③　患者へのお願いメモ

　非常時の対応などについて、患者さまへお願いをする簡単なメモです。

見本書式

避難用履物について

~避難用履物について~

　災害時、安全に避難していただくため、透析室に入室の際の履物を現在のスリッパから靴（上履きタイプ）への変更をお願いしたいと思います。
　なお、糖尿病、起立性低血圧のある患者さまは従来どおりスリッパを使用し、避難用の履物はロッカーにて管理し、透析室入室時に毎回ベッドサイドにお持ちください。

> 患者に十分理解してもらうため、あまり長文にしないようにしましょう

④ 生活保護

ホームレスなど、救急車で来院したケースで生活保護を受給していない場合に使う書式です。

見本書式

急迫保護記録

						受理年月日	． ．
氏　名			生年月日	明治・大正・昭和 22．1．14 生	年齢	64	

住　所	不定
本籍地	東京都
経　由	消防局・医療機関・⦿本人・その他（　　　　　　　）
発病年月日	平成 23 年 7 月 15 日　　午前・午後　3 時　0 分
発病場所	○○市　　　　　　　相之川 4－1
病院名	産労総合病院　　　　病　名　頭部挫傷、左上唇裂傷、両側下顎骨骨折の疑い
症　状	7／9 泥酔により転倒。当院に救急搬送される。上唇正中部約 4mm の裂傷認め縫合。頭部ＣＴにて出血骨折を疑う病変を認めない。
入院・外来	入院　（見込）　7 月 15 日　～　　月　　日　：　外来のみ
経　過	急迫保護記録持参のうえ、来院。7／9 に縫合した所の抜糸を施行。
住居の状況	借家・アパート・間借り・同居・寮・飯場・その他（　　　）・なし
収入の状況	手持金　　　　　　円　：　　預金等の有・無　　　　　　円
他法・他施策	保険の加入（有・⦿無）　　国保　健保

扶養義務者の状況	氏名	続柄	住　　所	連絡先

○○市福祉事務所長　　様
　わたしは、手持金なく親族からの援助も得られないため医療費の支払いができないので、保護の申請をします。
産労総合病院
　県　　市　丁目　番号　　　　保護申請者　住所　平成　　年　　月　　日
　病院長　　　　　　　　　　　　　　　　　氏名　不定　　　　　　　　　印

取扱者

第3章

電子メールの基本知識とマナー

携帯電話などでメール機能は日常的に使用されていますが、ビジネスでは文書と比べて手軽な印象があります。担当者レベルでのコミュニケーション手段としてはとても便利なツールですが、友達感覚での使用はマナーに欠けるなど、相手に不快感を与えかねません。機能や特性を理解して、有効に活用しましょう。

1　ビジネスメールの構成

① 　宛先
　ここには送信したい人のメールアドレスを入れます。
② 　件名
　件名は、ひと目で内容が分かるようにします。
③ 　本文
　基本的にはあいさつから入って簡潔に用件が伝わるような文章にしましょう。あまり長い文章はおすすめできません。自分が受け取っても読みやすく、理解できることに主眼を置いて書くことが大切です。
④ 　署名
　送信者の名前、医療機関名、部署名、役職名、連絡先などを、あらかじめ署名機能を利用して登録しておくとメール作成時に表記され便利です。住所や電話番号、ファクス番号、ホームページの URL 等も併記しておくと親切です。

> **アドレス帳の登録は、相手方の名前には「様」をつけて登録しましょう！！**

2　レイアウトの工夫とポイント

①	宛先	
	CC	
	BCC	
②	件名	
	添付	

③
産労クリニック
院長　　○○○○様

> Point①
> 文章は左寄せにします。1行の文字数は多くても30字以内に‼

いつもお世話になっております。

産労総合病院の○○です。

> Point②
> 1行ずつ空けるとよいでしょう。

　＜　本文　＞
④　☆★☆★☆★☆★☆★☆
　　産労総合病院　　○○
　　e－mail：
　　〒　住所
　　電話番号
　　☆★☆★☆★☆☆★☆

3　ビジネスメールのメリットとデメリット

＜メリット＞
①郵送の手間が省け、送受信ができる。
②同時に複数の人に送信（連絡）することができる。
③内容を記録として残すことができる。
④時間を問わず迅速に連絡を入れられる。
⑤画像などを簡潔に送れる。
＜デメリット＞
①紙文書に比べ読みにくい。
②手軽に送れるため、送信ミスなどのトラブルが起こりやすい。
③パソコンの環境の違いによりスムーズにいかない場合もある。
④情報漏洩につながりやすいので、機密事項には不向き。

4　ビジネスメールの機能

　メールには便利な機能がたくさん備わっており、同時に複数の人に同じ文面を送ることもできます。上手く使いこなせれば、文書で送るよりも、効率よく仕事をすることができます。
　メールを送るには「宛先」「CC」「BCC」を使いますが、それぞれの役割は異なりますので注意が必要です。よく使う機能ですが、間違えると思わぬトラブルに発展することもありますので、ここでは基本的な機能をしっかりと押さえましょう。

① 宛先
　複数のメールアドレスを入れれば、一斉に同じ文面を送信することができますが、通常は1人に1つのメールを送ります。

② CC（Carbon Copy）
　宛先をCCで送ると、お互いのメールアドレスが表示されますので、CCは院内の確認メールなどの用途で使うのに向いています。

③ BCC（Blind Carbon Copy）
　BCCで送った人にはメールアドレスが他の受信者に分からないという利点があります。メールアドレスも個人情報になりますから、送信する際には十分な確認をしてから送りましょう。

5　返信

　返信ボタンを押すと、行頭に引用マーク（＞）がついた状態で元の文書が表示されます。必要な個所だけを選び、それに対応させて返信文を書きます。

Point①　ビジネスメールを受け取った時は、速やかに返信しましょう。受信者がメールを読んだかどうかの確認は、ツールの「開封確認メッセージの要求」にチェックを入れると、相手がメールを受信した際に「メッセージの送信者は、開封確認を要請しています。開封確認のメッセージを送信しますか？」というメッセージが表示されます。もし、そのメッセージがない場合でも、「見ました」ということだけは返信します。
Point②　受信メールを下に残したまま返信する人がいますが、好ましくありませんので、できるだけ削除しましょう。
Point③　件名は内容に即して変えたほうが好印象です。また、「○○さま」という件名や「Re：」の繰り返しが見られる件名は、メールごとの内容を具体的に表す件名に書き換えましょう。

6　転送

　メールを転送する際、件名に「Fw」（forwardの略）と表示されます。また、転送される場合にも行頭に引用マーク（＞）がつきます。

Point①　転送はそのまま第三者に送信されるのでトラブルにつながりやすいため、注意が必要です。
Point②　冒頭に前置きの文章を添え、転送の経緯や意図をお知らせします。

7　添付ファイル

　添付ファイルの機能は非常に便利ですが、容量が大きなファイルを添付すると受信に時間を要してしまうなど、受信者に迷惑をかけてしまうことがあります。もし容量が大きいファイルを添付するときは、相手に必ず電話で事前に連絡して確認するとよいでしょう。

Point①　ファイルの容量が大きくなる時には必ず先方のパソコン環境を確認しましょう。ファイル圧縮ソフトなどを利用したり、何回かに分割して送る方法も考えて、相手が受け取りやすいように心がけます。

Point②　例えば、ExcelやWordなど、相手が古いバージョンを使っていると、送った添付ファイルが開けないこともあります。そうした場合には、相手の環境に合わせて送ることも親切です。

> 画像など大容量のデータを送る場合は、送付先のパソコン環境を確認しましょう

付章

ビジネス文書　用語解説

ビジネス文書　用語解説

・DICOM

　Digital and Comminication in Medicine の略で、米国放射線学会（ACR）と北米電子機器工業会（NEMA）が開発しました。CTやMRI、内視鏡、超音波などの医用画像のフォーマットと、それらの画像を扱う医用画像の保存や通信に用いられている標準規格のことです。

・t-PA 静注療法

　アルテプラーゼ静注療法。脳梗塞の治療法の一種。アルテプラーゼを静脈注射して血栓を溶かします。

・クラーク

　病院におけるクラークとは、病棟や外来のナースステーションに常駐し、医師・看護師と患者のコミュニケーションをスムーズにする職業です。病院ごとに仕事内容はさまざまですが、医師や看護師からの申し送り伝達・報告、入退院などの事務手続き、入院患者のカルテ整理などがあります。医師・看護師の事務的業務を軽減し、より充実した医療を行うために必要とされています。

・ケアマネジャー

　介護支援専門員のことです。介護保険法において要支援・要介護認定を受けた人が適切な介護サービスを受けられるように、居宅サービス計画（ケアプラン）を作成し、他の介護サービス事業者との連絡、調整等をします。

付章　ビジネス文書　用語解説

・ホスピス
　主に末期癌患者に対し、在宅・入院等の体制の中で、極力痛みや苦しみを和らげ、尊厳を保ちながら最期を迎えるケアのことです。

・がん診療連携病院
　質の高いがん医療の全国的な均てん化を図ることを目的に、厚生労働大臣が指定した病院のことです。

・医療連携（地域医療連携）
　地域の医療機関が機能分担や専門化を進め「病診」や「病病」間で相互に円滑な連携を図り、住民が地域で継続性のある適切な医療を受けられるようにすることです。

・感染性廃棄物
　産業廃棄物の一種で、医療機関などから排出される感染性の病原体の付いた（または付いている可能性のある）ごみのことです。使用済みの注射針や血液などの付いたガーゼなどが含まれており、収集運搬や処分の方法について基準が定められています。

・緩和ケア
　WHO（世界保健機構）によると、生命を脅かす疾患による問題に直面している患者とその家族に対して、疾患の早期より痛み、身体的問題、心理社会的問題、スピリチュアル（霊的な、魂の）な問題に関してきちんとした評価を行い、それが障害とならないように予防したり対処したりすることで、クオリティ・オブ・ライフ（QOL）を改善するためのアプローチとしています。

・心臓カテーテル療法
　血管用の細い管（カテーテル）を心臓の血管に挿入し、狭心症や心筋梗塞などの心臓疾患の診断や治療を行う手技です。

・他院受診
　入院中の患者が他院へ受診に行くことです。入院医療機関側は入院基本料が減算されるので算定の際は注意が必要となります。また、両医療機関ともにレセプトの記載事項があり、医事課同士での情報交換が必要です。

・地域連携室
　医療機関ごとに役割や構成メンバーは多岐にわたります。患者の受け入れや退院先の紹介、公的機関との連携などを主に行う部署で、医師、看護師、社会福祉士、介護支援専門員や医療ソーシャルワーカーなどで構成されています。

・臨床工学技士
　略称は ME（Medical Engineer）で、医療に関する国家資格のひとつです。医師の指示の下に、生命維持管理装置の操作および保守点検を行うことを業とする者です。

著者紹介

鈴木イチ（すずき いち）

東京歯科大学市川総合病院　医事課長

田口裕子（たぐち ゆうこ）

小岩駅北口クリニック　事務長

粟谷佳世（あわや かよ）

聖ヶ丘病院　事務部　算定係主任

藤原典子（ふじわら のりこ）

東大宮総合病院　医療クラーク室

医療ビジネス文書　実例集

2012年1月27日	第1版第1刷発行
2015年8月30日	第1版第2刷発行
2020年5月12日	第1版第3刷発行

定価はカバーに表示してあります。

著　者　鈴木イチ
　　　　田口裕子
　　　　粟谷佳世
　　　　藤原典子

発行者　平　盛之

発行所　㈱産労総合研究所出版部　経営書院

〒100-0014　東京都千代田区永田町1-11-1 三宅坂ビル
電話 03（5860）9799　振替 00180-0-11361

落丁・乱丁本はお取り替えいたします。　　印刷・製本　藤原印刷株式会社

978-4-86326-118-1